U0232516

科学出版社"十四五"普通高等教育本科规划教材

骨伤康复功法学

主　编　苏友新　李　楠

科学出版社
北京

内 容 简 介

　　本教材为科学出版社"十四五"普通高等教育本科规划教材，较系统地阐述了骨伤科常见功能障碍的病理、评定、康复功法及应用。教材共七章，包括骨伤康复功法学概论和基础理论、骨伤常见功能障碍的病理学基础、肢体关节功能评定、骨伤康复练功的分类及基本要求、全身练功法及局部练功法。在文字详解的基础上，辅以大量的原创动作分解图片，形象生动，图文并茂。

　　本教材可供中医学、中医骨伤科学、针灸推拿学、康复治疗学等专业本科学生学习使用，亦可作为各级医疗机构中医工作者、中医爱好者实践参照的实用教材。

图书在版编目（CIP）数据

骨伤康复功法学 / 苏友新，李楠主编. —北京：科学出版社，2024.4
科学出版社"十四五"普通高等教育本科规划教材
ISBN 978-7-03-077974-8

Ⅰ. ①骨… Ⅱ. ①苏… ②李… Ⅲ. ①骨疾病-康复医学-高等学校-教材 Ⅳ. ①R680.9

中国国家版本馆 CIP 数据核字（2024）第 031638 号

责任编辑：鲍　燕 / 责任校对：何艳萍
责任印制：徐晓晨 / 封面设计：蓝正设计

科 学 出 版 社 出版
北京东黄城根北街 16 号
邮政编码：100717
http://www.sciencep.com
北京虎彩文化传播有限公司印刷
科学出版社发行　各地新华书店经销
*
2024 年 4 月第 一 版　开本：787×1092　1/16
2024 年 4 月第一次印刷　印张：6 3/4
字数：162 000
定价：49.00 元
（如有印装质量问题，我社负责调换）

编 委 会

主　　编　苏友新　李　楠

副 主 编　鄢行辉　曾卫红　陈　铭　吴广文

　　　　　陈　鹏　刘俊宁　郭洁梅

编　　委　（按姓氏笔画排序）

　　　　　王　嵘（福建体育职业技术学院）

　　　　　刘　宇（福建中医药大学）

　　　　　刘俊宁（福建中医药大学）

　　　　　齐大路（福建中医药大学）

　　　　　苏友新（福建中医药大学）

　　　　　李　楠（福建中医药大学）

　　　　　李宇辉（福建中医药大学）

　　　　　吴广文（福建中医药大学）

　　　　　张　燕（福建中医药大学）

　　　　　陈　铭（福建卫生职业技术学院）

　　　　　陈　鹏（福建中医药大学）

　　　　　陈少清（福建中医药大学）

　　　　　林　秋（福建中医药大学）

　　　　　林　辉（福建中医药大学）

　　　　　周俏吟（福建中医药大学）

　　　　　郑　松（福建卫生职业技术学院）

　　　　　郭洁梅（福建中医药大学）

　　　　　黄远鹏（福建体育职业技术学院）

　　　　　曾卫红（福建体育职业技术学院）

　　　　　鄢行辉（福建中医药大学）

编写秘书　肖　艳（福建中医药大学）

编 写 说 明

传统功法源于古代导引术，是中医学防治疾病、促进健康的重要方法之一，也是实施主动健康的有效手段，有深厚的群众基础。党的二十大报告中明确指出要"促进中医药传承创新发展"，推进健康中国建设，传统功法习练作为提高全民健康水平较经济、有效的措施之一，应更好地传承、创新、发展。

针对骨关节及其周围筋肉损伤所致的关节僵硬、屈伸活动受限、肌力下降、本体感觉控制减弱等骨伤科常见功能障碍，骨伤康复功法可发挥强健筋骨、协调动静、调济刚柔的作用。骨伤康复功法局部与全身有机结合、内外功协调兼修，全身功法与内功锻炼能调整身体整体的功能活动，并配以呼吸、思维、意识的作用来影响生理功能，即所谓"内练精气神"；局部功法外练通过针对性地摇筋骨、动关节，并配合器械锻炼，达到恢复肢体功能的作用，即所谓"外练筋骨皮"。开展骨伤康复功法教学，符合骨伤康复功法临床、教学及科研系统化、规范化的发展趋势，助推了骨伤学科的发展。

本教材由福建中医药大学中医骨伤科学重点学科牵头组织编写而成。全书较系统地阐述了骨伤科常见功能障碍的病理、评定、康复功法及应用，将中医理论、现代医学认识、功能评定、全身与局部功法习练指导融于一书是本教材编写的特点。

本教材编写分工如下：第一章骨伤康复功法学概论（苏友新、李楠、陈少清），第二章骨伤康复功法学基础理论（陈鹏），第三章骨伤常见功能障碍的病理学基础（刘宇），第四章肢体关节功能评定（郑松、郭洁梅），第五章骨伤康复练功的分类及基本要求（刘宇），第六章全身练功法（鄢行辉、王嵘、林秋、林辉、齐大路），第七章局部练功法（曾卫红、陈铭、李宇辉、张燕、李楠、刘俊宁、吴广文、周俏吟、黄远鹏）。

为突出实践教学模式特点，本教材在文字详解的基础上，辅以骨伤康复功法的动作分解图片展示，图文并茂，增强了教材的实用性。担任功法演练的曾卫红副教授不辞劳苦、认真负责、精益求精，在此向她表示深深的敬意和感谢。

本教材可供中医学、中医骨伤科学、针灸推拿学、康复治疗学等专业本科学生学习使用，亦可作为各级医疗机构中医工作者、中医爱好者实践参照的实用教材。

本教材系首次编写，可资借鉴的蓝本寥寥，由于时间仓促和编者水平有限，疏漏之处在所难免，敬请专家同道和广大师生、读者提出宝贵意见，以便及时修订改进。

主　编

2023 年 5 月

目　录

第一章　骨伤康复功法学概论

骨伤康复功法学是指在中医理论指导下，针对人体皮肉筋骨损伤与疾患引起的功能障碍特点，综合应用中国传统功法的原理及现代运动机能学等知识，研究并制订全身及局部筋骨关节功法锻炼的基本动作、要领、习练规律等，以促进骨伤科疾病康复的一门课程。它是传统功法学与现代运动康复学相结合而形成的交叉课程，着重于骨伤科疾病功能障碍传统功法的康复治疗应用。骨伤康复功法学的创立，符合骨伤康复功法临床、科研及教学的系统化、规范化的发展趋势，推动了学科的发展。

第一节　骨伤康复功法学的内容、目的及功效

一、骨伤康复功法学的内容

骨伤康复功法学以阴阳学说、五行学说、经络学说、脏腑学说等中医学基础理论为底层架构，以中国传统哲学思维和养生理念为上层理念，形成了以防与养为核心的疾病防治体系。传统功法学具有内外兼修，由外及内；动静结合，以动制静；练气重气，形神合一；意气合练，强调内劲；自我锻炼，贵在坚持的五大特点，亦是骨伤康复功法学的特点。在进行骨伤科疾病康复的过程中，要谨遵这五大功法学的原则与特点，使功法锻炼发挥其最大疗效。

骨伤科疾患常因筋骨失衡而导致相关功能障碍，在古代文献中有筋断、筋转、筋歪、筋走、筋翻、筋弱、筋强、筋粗、筋结、筋缩、筋痿、骨痿、骨痹等以功能障碍为主要表现的筋骨疾患的描述。筋断是指筋伤后全部或部分断裂；筋走是指筋扭伤后偏离原来正常的解剖位置，又称筋歪、筋翻、筋转等；筋弱是指筋伤后关节松弛乏力；筋强是指筋伤后僵硬强直，多见于陈伤瘀结不化；筋粗是指筋脉受伤后较正常为粗，多因瘀血阻滞、组织增生变性或痉挛所致；筋结是指筋伤后气血凝滞，出现囊肿状的局限性肿块；筋缩是指筋伤后出现短缩现象，多见于损伤后关节固定时间较长，发生粘连或因固定于外翻或内翻位置上出现外侧或内侧筋挛缩，造成关节活动受限；筋痿是指筋伤后筋腱功能减弱，痿软无力；骨痿亦称肾痿，是由于肾热内盛，或邪热伤肾，阴精耗损，骨枯髓亏所致，症见腰脊酸软，不能伸举，下肢痿弱，不能行动，面色暗黑，牙齿干枯等；骨痹，病在骨，骨重不可举，骨髓酸痛，为风寒湿邪内搏于骨所致骨节疼痛，肢体沉重之证。以上均为中医对筋骨功能障碍性疾病的病因、病理及临床症状的概括。

机体的运动是依靠筋骨来完成的。筋附于骨上，大筋联络关节，小筋附于骨外。筋的主要功能是联属关节，络缀形体，主司关节运动。《素问·五脏生成》言："诸筋者，皆属于节。"《灵枢·经脉》言："筋为刚。"《素问·痿论》言："宗筋主束骨而利机关也。"《杂病源流犀烛·筋骨皮肉毛发病源流》言："筋也者，所以束节络骨，绊肉绷皮，为一身之关纽，利全体之运动者也。"说明筋须保持坚韧刚强才能发挥束骨并维持关节正常的功能活动。《灵枢·经脉》言："骨为干。"《素问·脉要精微论》言："骨者，髓之腑，不能久立，行则振掉，骨将惫矣。"明确指出了骨的作用，不但为立身之骨干，还内藏骨髓，与人的站立、行走等功能有着密切关系。简而言之，筋骨是否正常及协

调是人体能否保持正常功能活动的基础。在众多存在功能障碍的骨伤科疾患的治疗过程中，正确掌握传统功法在骨伤康复中的运用，发挥患者主观能动性，调动医患的积极因素，可促进机体修复，恢复平衡，以促进疾病康复。

二、骨伤康复练功法的目的

在常见骨伤科疾病的康复过程中，机体的筋骨、气血、阴阳、脏腑等的功能状态及平衡对于机体健康与否具有决定性的作用。规范的、准确的、系统的骨伤练功法对于延缓疾病进程、提高临床疗效、减少后遗症的发生及减轻后遗症的程度均具有重要的临床意义。整体而言，骨伤康复练功法具有以下目的。

（1）保持机体处于气血、阴阳、脏腑、筋骨等动态平衡的健康状态。

（2）延缓因疾病而致的失衡对机体损害的进程。

（3）促进机体气血、阴阳、脏腑及筋骨等功能的恢复。

（4）调节人体机能平衡。

三、骨伤康复练功法的功效

练功疗法防治骨伤科筋骨疾病的功效包括以下几点。

1. 活血化瘀、消肿定痛　由于损伤后脉络瘀滞，经络不通而导致疼痛肿胀。局部锻炼与全身锻炼有通利血脉、活血化瘀的作用，通则不痛，可达到消肿定痛的目的。

2. 濡养肢节、滑润筋络　损伤后期及肌筋劳损，局部气血不充，筋失所养，酸麻重胀。同时患肢长期被固定或缺乏功能锻炼，将会导致关节粘连、僵硬强直。练功后气血通畅，化瘀生新，舒筋活络，筋络得到濡养，关节滑利，伸屈自如。

3. 接骨续筋、加速愈合　功能锻炼后既能活血化瘀，又能和营生新；既能改善经脉不得宣通之态，又有利于接骨续筋。在外固定保护下功能锻炼，既能保持骨折部位的稳定性，又可纠正残余的骨折移位，使骨折愈合与功能恢复齐头并进，缩短疗程。

4. 强筋健骨、防治废萎　骨折或者严重筋伤可直接导致肢体功能丧失，废用性萎缩。因此，凡是骨折、脱位、扭挫伤、慢性劳损、肌腱及韧带完全或不完全断裂，都应积极进行功能锻炼，加快筋肉损伤修复，令其愈合坚、功能好，减轻或防止筋肉萎缩或骨质疏松。

5. 扶正祛邪、促进康复　局部损伤能影响全身气血的盛衰。外伤使气血运行不畅，脏腑功能失和，正气不足则易致外邪侵袭。而练功可调节全身脏腑功能，促使气血充盈，肝血肾精旺盛，筋骨劲强，关节滑利，最终扶正祛邪，有利于损伤局部和机体的全面恢复。

第二节　骨伤康复功法发展史

骨伤康复功法是在源远的历史长河中伴随中医药学的发展而不断成长完善的，是中华各族人民长期与疾患作斗争的经验总结。古人在生产生活中发现，通过运动可以发热，而静息状态下可保持身心凉爽。由此衍生出最原始的"吐纳""导引"等古老的自我保健方法。《庄子·刻意》曰："吹呴呼吸，吐故纳新，熊经鸟伸，为寿而已矣。此导引之士，养形之人，彭祖寿考者之所好也。"《素问·异法方宜论》记载："中央者，其地平以湿，天地所以生万物也众。其民食杂而不劳，故其病多痿厥寒热，其治宜导引按跷。故导引按跷者，亦从中央出也。"导引，即通过肢体运动、吐纳与自我按摩，以养身形的自我保健功法。此外，古人常年征战，习武之风盛行，因此形成了一些武术套路，并且在研习过程中逐渐将其运用于强身健体、养生保健中，如易筋经、太极拳等。

一、先 秦 时 期

《黄帝内经》作为现存最早的中医经典著作，《素问·异法方宜论》中记载了砭石、毒药、灸焫、九针、导引、按跷等医疗方法，作为功法起源的导引即为其一。《吕氏春秋·古乐》曰："昔陶唐氏之始，阴多滞伏而湛积，水道壅塞，不行其原，民气郁阏而滞著，筋骨瑟缩不达，故作为舞以宣导之。"亦反映古代人已采用舞蹈祛邪解郁、舒展筋骨防治筋骨疾病。

二、秦 汉 时 期

东汉张仲景在《金匮要略》中提到："若人能养慎，不令邪风干忤经络，适中经络，未流传脏腑，即医治之。四肢才觉重滞，即导引、吐纳、针灸、膏摩，勿令九窍闭塞。"其明确指出导引吐纳有通经活络、防治疾病的作用，并将其运用具体化。《后汉书·方术列传》载："佗语普曰：人体欲得劳动，但不当使极耳。动摇则谷气得销，血脉流通，病不得生，譬犹户枢终不朽也。是以古之仙者，为导引之事，熊经鸱顾，引挽腰体，动诸关节，以求难老。吾有一术，名五禽之戏：一曰虎，二曰鹿，三曰熊，四曰猿，五曰鸟，亦以除疾，兼利蹄足，以当导引。体有不快，起作一禽之戏，怡而汗出，因以著粉，身体轻便而欲食。普施行之，年九十余，耳目聪明，齿牙完坚。"其将仿生学融入功法学，促进了功法学的系统化发展。

三、魏晋南北朝时期

魏晋南北朝时期儒、释、道三家鼎立，养生风气大盛，内气锻炼、静坐吐纳成为功法的主要内容。晋代医学家葛洪在《抱朴子·内篇·别旨》中说："夫导引不在于立名、象物、粉绘、表形、著图，但无名状也。或伸屈，或俯仰，或行卧，或倚立，或踯躅，或徐步，或吟，或息，皆导引也。不必每晨为之，但觉身有不理则行之。皆当闭气，闭气即其气冲以通也。"葛洪不拘泥于某种或某类动物的模仿，认为只要行之得法，施之有效，可依照自己的特点及需要，形成特定的导引术，为导引术的推广做出突出贡献。南北朝时期，道教思想家兼医学家陶弘景辑录的《养性延命录》是一部具有很高价值的养生名著，记录了不少古代功法理论，汇集了先秦至魏晋时期众多养生学家的一些重要观点。该书的"导引按摩"篇根据导引图介绍了不少成套的动功。现存最早的华佗五禽戏，也列在其中。

四、隋唐五代时期

隋唐时期的统治者多热衷于养生，并成立专门的太医署，其职能在《新唐书·百官志》《唐六典》均有记载，《新唐书》曰："掌教导引之法，以除疾，损伤、折跌者正之。"《诸病源候论》为隋代太医博士巢元方所著，该书专以"补养宣导"之法治疗疾病，即是指养生、按摩、导引吐纳等方法。其导引法的内容主要体现在两方面：一是肢体运动（多数徒手导引，少数有器械导引）配合呼吸与按摩；二是采用多个导引术式针对一种病证或采用一个导引术式对应一种病证。唐代蔺道人《仙授理伤续断秘方》曰："凡曲缚，如手腕脚凹手指之类，要转动，用药贴，将绢片包之。"指出骨折治疗中伤肢应"时时运动"，进行功能锻炼，因为"盖曲则得伸，得伸则不得屈，或屈或伸，时时为之方可"。唐代孙思邈所著《备急千金要方》指出："每日必须调气补泻，按摩导引为佳，勿以康健，便为常然，常须安不忘危，预防诸病也。"功法的内涵进一步得到凝练和提高。

五、宋金元时期

北宋末期的医学巨著《圣济总录》中记载了诸多导引的资料。在"导引"部分，引录了《左洞真经按摩导引》中的各节：转胁舒足，鼓腹淘气，导引按跷，捏目四眦，摩手熨目，对修常居，俯按山源，营治城郭，击探天鼓，拭摩神庭，上朝三元，下摩生门，栉发去风，运动水土等。其中，有些是现在常用保健功法的前身，如击探天鼓，即今之鸣天鼓；拭摩神庭，即今之浴面；下摩生门，即今之摩腹。在服气部分，该书中介绍了多种呼吸锻炼方法。张锐在他所著的《鸡峰普济方》中载有两则导引法，一则脚气导引法，即现代动功的双手攀足；在另一则消食去滞的导引法中，提出"意者气之使，意有所到则气到。每体不安处，则微闭气，以意引气到疾所而攻之，必差"。这种以意领气的方法，也为现在练功人士所采用。宋元时道人托晋人许逊所编的《灵剑子导引子午诀》中首次将《道枢·众妙》中的八段锦文字改为歌诀形式，即"仰托一度理三焦，左肝右肺如射雕，东肝单托西通肾，五劳回顾七伤调，游鱼摆尾通心脏，手攀双足理于腰，次鸣天鼓三十六，两手掩耳后头敲。"这是第一次以歌诀的形式记载功法套路，通过口诀形式易于流传和记忆，是我国导引术发展成熟的标志之一。

六、明 清 时 期

到明清时期，功法已经广泛地为医家所掌握并加以应用。李时珍在《奇经八脉考》中参照道教内丹术，强调任、督两脉与阴跷脉的重要性，认为"任督二脉，人身之子午也，乃丹家阳火阴符升降之道，坎水离火交媾之乡……人能通此二脉，则百脉皆通……鹿运尾闾能通督脉，龟纳鼻息能通任脉，故二物皆长寿。此数说皆丹家河车妙旨也"。他还提出了练功与经络的关系是"内景隧道惟反观者能照察之"这一著名论断。清代两位著名的温病学家叶桂和吴瑭，都是古代功法的实践者。叶桂近 80 高龄，仍精神矍铄，不知疲倦。他常说"子午参以静功，俾水火交，阴阳偶，是药饵以外功夫，皆培植生气之助""用元功经年按法，使阴阳渐交，而生生自振，徒求诸医药，恐未必有当"。作为一位临床医学家，对古代功法有如此深刻的认识，是从实践中来的。稍后的吴瑭，在阐发调治奇经之法时指出："八脉丽于肝肾，如树木之有本也。阴阳交媾，胎前产后，生生化化，全赖乎此。古语云：医道通乎仙道者，此其大门也。"这里的仙道，实是指古代功法。

七、现　　代

中华人民共和国成立以后，政府十分重视中医学的继承和发扬工作，传统功法逐渐被发掘整理，得到蓬勃发展。近代医家在秉持"传承创新"的理念下，在不断总结前人经验的基础上，将功法的理论与临床实践相结合，使其逐步充实提高，将其发展成为强身保健、防治疾病的重要方法之一。随着医疗实践、教学和科研的发展，传统功法和现代理念不断融合，使得骨伤康复功法日臻完善，其理论依据不断充实，如五禽戏、八段锦、易筋经、少林拳、太极拳，以及具有较强针对性的各部位练功法等的作用原理和机制均被广泛研究。

（苏友新、李　楠、陈少清）

第二章　骨伤康复功法学基础理论

第一节　整体康复观

中医整体观的基本观点包括人是一个有机整体及人与外界环境的相互关系。中医学非常重视人体本身的统一性和完整性及其与外界环境的相互关系，包括人体各个组织器官之间、形体与精神之间的统一性和完整性，以及人与外界环境的相互关系。整体观认为人体的各个组织器官在结构上不可分割、互相沟通；在功能上相互协调、互相为用；在病理上相互影响；形与神相互滋生、互相为用。人禀天地之气生，以四时之法成，通过体内的自然环境调节，在一定程度上保持着人体与自然环境的适应统一。人除了有自然属性外，社会性更是其基本属性，人与社会是密不可分的整体。

整体康复观是构成中医康复学理论体系的基础理论之一。整体康复观以中医整体观为基础，将中医整体观具体应用于中医康复学，贯穿中医康复学理论、评定、干预等方面。整体康复观认为应通过整体调治达到人体各组织器官康复的统一、形与神康复的统一、人体康复与自然环境的统一、人体康复与社会环境的统一。其主要途径以中医整体观为指导，指导与帮助康复对象，疏通经络气血、调节脏腑功能，使患者机体最大限度地适应自然、适应社会，从而达到身、心、自然和社会的协调统一。整体康复亦充分体现现代康复医学所提倡的全面康复、回归社会的康复理念。

一、人是一个有机整体

中医学强调人是一个有机整体，就形体结构而言，任何局部都是整体的一个组成部分，与整体密切相联；就基本物质而言，各组织器官活动的物质是相同的（即精、气、血、津液）；就功能活动而言，结构上的整体性和基本物质的同一性决定了各种不同功能活动之间的密切相关性。彼此之间相互协调、互相为用，共同完成人体的生理活动，从而表现出生命活动的整体联系。

中医学不仅从整体上探索人体生命活动的基本规律，而且在分析疾病的病因病机时，亦立足于整体，着眼于局部病变的整体病理反应。认为任何一个局部的病变，都可以影响整体。病理整体观主要体现在病变的相互影响和传变，如脏与脏、腑与腑、脏与腑、筋与骨之间，均可相互影响，发生疾病的传变。

二、人与外界环境的相互关系

人体不仅本身是一个有机整体，而且人体与外界环境之间也存在对立统一的关系。从中医学的认识来看，人与外界环境有着物质统一性，人又生活在环境里，自然环境和社会环境中存在着人类赖以生存的必要条件。因此，外界环境的变化可以直接或间接地、显著或不显著地影响到人的功能活动，迫使机体做出相应的反应。若这类反应处于生理适应范围之内，则表现为生理性的适应；若这类反应超过一定范围，或者虽做出了反应，但仍使机体无法适应外界的变化，就可能出现病理性情况，甚或发展为功能障碍。

（一）人与自然环境

《素问·宝命全形论》曰："人以天地之气生，四时之法成。"人禀天地之气而生，通过体内的环境调节，在一定程度上保持着人体与自然环境的适应统一。自然环境对人体功能的影响涉及多方面。

1. 四时　人体在一年四季之中，随着自然界气候的变化，其气血阴阳也在进行着相应的生理性调节，呈现为春生、夏长、秋收、冬藏，因而在康复过程中，需注重顺应自然界四时变化规律，调理脏腑、调畅气血、调摄精神，保持和恢复人体脏腑功能，使阴平阳秘、气血流畅，从而达到康复的目的。

2. 昼夜　古人以一日分为四时，朝则为春、日中为夏、日入为秋、夜半为冬，随着昼夜晨昏的变化，人体的阴阳气血也进行着相应的调节，使人的功能也产生了似昼夜的节律性变化。《灵枢·顺气一日分为四时》曰："夫百病者，多以旦慧、昼安、夕加、夜甚。"因此在康复过程中需顺应一日四时的变化，时刻关注患有某些与昼夜变化规律相关疾病的患者的情况，根据一日四时气血变化情况对功能障碍者进行针对性的按时治疗，也可开展针对昼夜变化规律与功能障碍关系的研究，为临床提供依据及参考。

3. 地理　地理环境的差异，包括与地理环境有关的地域性气候和人文地理、风俗习惯等的不同，也可在一定程度上影响人们的功能情况。现代群体体质调查表明，北方和南方、高纬度和低纬度之间，群体的体质也存在明显差异，北方人多壮实、寒实之体，南方人多消瘦、虚热之质。越是滨海之地，痰湿之体的比例越高。因此，对疾病的康复治疗也应因地制宜，采取不同的康复措施。面对同一种病证，需根据患者所处的地域差异、气候、地理环境的不同，采取相应不同的康复治疗方法。

（二）人与社会环境

人除了有自然属性外，社会属性更是其本质属性，人与社会是密不可分的整体。构成社会环境的各种因素，包括地位、经济、思想、文化、职业、行为，和家庭、朋友、同事等，都可给人们带来不同的刺激，影响人体的生理功能和病理变化。良好、和谐的社会环境，有利于促进身心健康和疾病的康复。不良的社会环境，则可成为致病因素，且不利于疾病的康复。中医理论早已认识到社会环境对于一个人功能状态的影响。《医宗必读》曰："大抵富贵之人多劳心，贫贱之人多劳力；富贵者膏粱自奉，贫贱者藜藿苟充……劳心则中虚而筋柔骨脆，劳力则中实而骨劲筋强；膏粱自奉者脏腑恒娇，藜藿苟充者脏腑恒固。"因此在康复过程中，需因人制宜，根据患者不同的社会环境采取不同的康复措施。同时利用有益的社会环境，在促使患者身心疾病康复的同时，提高其适应社会生活的能力。通过综合的职业康复训练，帮助患者恢复受损的功能，使之获得就业能力。

第二节　辨证康复观

辨证康复观是将中医学辨证观具体应用于中医康复学。辨证康复观认为康复必须与临床辨证结合起来，辨证是康复的前提和依据，康复则是辨证的结果。辨证与康复是中医康复临床过程中相互联系、密不可分的两个方面。根据临床辨证结果，确定相应的康复治疗原则，并选择适当的康复方法促使患者康复的思想即辨证康复观。

证者证据，中医凭证而论治。证、病与症有本质区别。病是全程的，证是阶段的。所谓病，是指有特定病因、发病形式、病机、发展规律和转归的一种完整过程。所谓证，是指在疾病的发展过程中某一阶段病理变化的本质或全貌，包括病的原因（如风寒、风热、瘀血、痰饮等）、病的部位（如表、里等）、病的性质（如寒、热等）和邪正关系（如虚、实等）。不仅如此，证还能反映疾病可能发生变化的趋势，同时还涉及影响疾病性质的患者年龄、体质等自身因素和自然、社会环境等外界因素，会随着疾病的进退而变化，是一个相对稳定的具有时间性、阶段性、变化性的概念。症即症状和体征，是疾病的临床表现或医生检查患者所获得的结果。证比单纯的症或病更能全面、深刻、确切地揭示疾病变化的本质。

中医学辨证观分为辨证和论治两个过程。辨证就是将四诊（望、闻、问、切）所收集的资料、症状和体征，在中医理论的指导下通过分析、综合、去粗取精、去伪存真，辨清疾病的原因、性质、部位及邪正之间的关系等，最后概括、判断为某种性质的证。因此，辨证的过程就是依靠四诊所得信息，通过分析、综合，最后辨别和判断患者当时的功能状态，是对患者做出正确、全面判断的过程，亦是分析找出主要矛盾的过程。论治则是根据辨证结果，确定相应的治疗方法。辨证是论治的前提和依据，论治是辨证的目的。辨证和论治是中医诊治疾病过程中前后衔接、相互联系、不可分割的两个方面，是理论和实践的有机结合，指导中医临床工作。

中医学既注重辨病又强调辨证。由于大多数疾病都有比较长的病程，在这个过程中某个阶段的病理变化不尽相同，其论治也存在差异，因此中医学更重于辨证。一种病常可表现为多种不同的证，然而不同的病在其发展过程中的某个阶段可以出现类同的证。同一种疾病，由于病理发展阶段不同，其治疗方法也不一样，即"同病异治"。不同的疾病在其发展过程中可表现出相同或近似的病理变化，出现相同或近似的机体反应，就可采取相同的治疗方法，即"异病同治"。辨证论治是中医学又一区别于现代医学的显著特点。目前中西医结合开创了辨证与辨病结合的方法。这种方法，能够取中医和西医之所长，并尽可能去除两者之所短，由此缩短了疗程、提高了临床疗效。

一、辨 证 施 功

辨证康复观认为，康复辨证应遵循中医学辨证观，全面分析病情、掌握病机特点，并且充分考虑地域和个体差异，得出正确的辨证结果，从而确立相应的康复目标、康复治疗原则和康复治疗方法。辨证是确定康复总体方案、选择具体康复疗法的根本前提和依据。只有辨证结果准确，才能确定正确的康复目标、康复治疗原则和康复疗法，从而提高临床疗效。辨证过程中需要注意如下几点。

（1）全面分析病情，首先要收集符合实际的"四诊"资料，参考相关的理化检查结果，取得对疾病客观情况的完整认识。然后运用中医康复整体观，不仅要看到疾病本身，还需注重患者的整体情况，注意不同患者的特点，以及自然环境、社会环境对人体功能的影响。

（2）掌握病机特点，准确辨证康复。辨证是从整体观出发，抓住病机特点，揭示病变本质。康复病证有其各自的临床特点和病机变化规律，掌握不同病证的特点和病机，有利于辨证准确。骨伤康复病证主要包括伤残诸证和老年、慢性病证等其他病证。伤残诸证主要包括骨折、软组织损伤等，其病因均有因外伤所致的特点，病机特点是与外伤所致瘀血的关系密切。老年、慢性病证主要包括膝骨关节炎、颈椎病等，这类疾病常有起病缓、病程长、恢复慢的发病特点，其病因与机体的阴阳失衡、气血衰少关系密切，其病机特点是以肝脾肾亏虚为主，多脏受累，阴阳两虚，多痰多瘀。

（3）病同证异、康复亦异，病异证同、康复亦同。中医学"同病异治""异病同治"的治则对于康复而言更能体现出治疗上的优势。同一疾病由于患者体质的差异，致病因素、季节、地区的不同，以及疾病的不同阶段等因素，可产生不同的病机变化。此时应辨别不同的证候，确定适当的康复原则，选择有效的康复方法。又有异病而同证者，病虽不同，但病机变化一致，临床往往出现相同的证候，因此只要证候表现相同，即可采用相同的原则和方法。

（4）辨证和辨病相结合：中医康复学重视辨病，更重视辨证，主张辨病和辨证结合。辨病可以从总体上把握疾病的发展过程及预后、转归，以确定最终目标和康复治疗方案；辨证则是在辨病明确的基础上，对疾病现阶段病变本质的把握，并以此确定现阶段的康复治疗方法。康复辨证原则中的"病证结合"不能局限于辨中医的病，还要辨清西医的病。一般而言，在进入中医康复阶段，西医辨病大多已经明确。临床应在辨病的基础上进行辨证，以制订更完善的治疗方案，选择正确的康复治疗方法。

二、辨 证 方 法

骨伤康复为中医康复的一部分，有其独特的辨证体系。

1. 脏腑辨证　乃是根据脏腑的生理功能和病理表现，对病变的部位、性质及邪正盛衰情况进行判断。肝主筋、肾主骨、脾主肉，因此骨伤科功能障碍必累及肝、脾、肾，并出现相应的症状。临床常见证型如下。

（1）肾阴虚：因骨病经久，骨关节损伤后伤精、失血，久延耗伤肾阴所致，常见于骨痨与骨关节疾病后期患者。

（2）肾阳虚：多因素体阳虚，年老肾衰或久病伤肾、慢性劳损所致，常见于年老体弱、久病卧床患者。

（3）肝气郁结：多因情志不舒，郁怒伤肝，导致肝失疏泄，常见于骨痨、骨肿瘤患者。

（4）肝火上炎：多因气郁化火，热胜肉腐，肉腐则为脓，常见于骨痈疽初期患者。

（5）肝风内动：多因热极火盛，耗伤肝阴，热动肝火或创伤后外感风邪引动肝风所致，常见于附骨痈、破伤风或关节流注极期患者。

（6）肝血虚：多因出血或久病消耗，生血不足，而致肝血亏虚，常见于恶性骨肿瘤患者。

（7）脾气虚：多因慢性筋肉疾患，或伤后饮食失调，内伤脾气，而致脾虚不运，常见于痿证患者。

（8）脾不统血：多因脾虚不能统血，血不循经，溢于脉外，常见于血友病性关节炎及工业性骨中毒患者。

2. 气血辨证　气为阳、血为阴，气血相互依存，血脉运行全身，濡养五脏六腑和四肢百骸。当人体受到外力损伤后，常可导致气血紊乱。《杂病源流犀烛·跌扑闪挫源流》曰："跌扑闪挫，卒然身受，由外及内，气血俱伤病也。"临床常见证型如下。

（1）气滞血瘀：骨伤科功能障碍产生后，局部表现为疼痛、肿胀、功能障碍。气机不通之处即病变所在之处。瘀血的临床表现则随瘀积部位和疼痛程度及脏腑的不同而异，或有瘀斑或皮肤青紫，面色晦暗，胸胁胀满疼痛，舌紫暗或有瘀斑。

（2）气血不足：骨伤科功能障碍日久可耗伤气血，以致气虚不能生血或血虚无以化气，常表现为局部肿胀缠绵不休，关节活动受限；骨关节畸形、形体消瘦、面色苍白或萎黄；目眩头晕、少气懒言、乏力自汗、肢体麻木、关节屈伸不利等。

（3）气虚失血：因气虚不能统血而引起失血的病理变化。临床多见于出血性骨关节病，可见患处疼痛、肿胀或瘀肿，轻微损伤即造成出血不止等。

3. 经络辨证　经络在人体内运行气血，可沟通表里上下、联系脏腑器官。《难经·二十三难》曰："经脉者，行血气，通阴阳，以荣于身者也。"经络与损伤的发生与传变有极其密切的关系。一方面，遭受损伤后，经脉失常，气血运行受阻，机体抵抗力减弱，外邪或疼痛刺激可通过经络向内传入脏腑，影响脏腑功能；另一方面，伤病引起经络运行受阻，也会使其循行所经过的组织器官功能失常，出现相应的症状。由于经络系统能够有规律地反映若干病候，故临床上可依据患者自觉或他觉症状，初步诊断某经的病变。

4. 筋骨辨证 筋为刚，具有络缀骨骼、构成关节、协助运动等功能。骨为干，具有支撑形体、保护脏腑、储藏骨髓等功能。筋为骨的活动提供动力，骨靠筋的伸展和收缩实现屈伸及运动功能；骨是筋舒缩运动的附着与支撑，筋靠骨的支架作用才能协助完成肢体的各种活动。在中医骨伤科学中，骨即现代医学的骨，而筋的概念复杂、广泛，是除坚硬骨骼以外对人体头面、四肢和躯干部位所有软组织的统称；从骨伤科功能障碍的主要病理表现进行划分，软骨、滑膜、肌腱、韧带、关节囊等软组织的异常属于"筋病"范畴，软骨下骨、骨端、关节间隙的异常属于"骨病"范畴。骨伤病中常见筋骨同病，如骨折脱位等除出现骨的连续性、完整性或骨端位置改变等骨的损伤外，还可出现患处周围筋的损伤；又如腰椎间盘突出症初始病位在筋（椎间盘），随着病程的进展，可出现椎间隙变窄、椎间小关节紊乱及椎骨骨赘形成等筋骨失调表现。通过康复功法的锻炼，调衡强壮筋骨，可有效改善骨伤病所致的相关功能障碍。

5. 痹痿辨证 骨伤科常见功能障碍的病因和病理变化特点常可用痿或痹进行概括。《素问·痹论》曰："风寒湿三气杂至，合而为痹也。"风、寒、湿邪流注肌肉、筋骨、关节，造成患处的经络壅塞，气血运行不畅而见肢体筋脉拘急、失养。痹常指代因经络气血痹阻不通而见疼痛、拘急的病理状态，结合现代医学的研究成果包括骨端增生、滑膜炎症、腘窝囊肿、韧带附着点炎症等病理表现。《素问·痿论》曰："五脏因肺热叶焦，发为痿躄。"痿与痹相反，常指代因脏腑亏虚、荣养不足而致肢体筋脉弛缓、软弱无力、不能随意运动或伴有肌肉萎缩的病理状态，结合现代医学的研究成果包括肌肉痿软无力、关节软骨退化、骨端骨质疏松、关节囊退变、韧带松弛等病理表现。

6. 刚柔辨证 《诗经·大雅》曰："柔则茹之，刚则吐之。"《素问·阴阳应象大论》曰："审其阴阳，以别柔刚，阳病治阴，阴病治阳。""刚柔"是表示事物性质既对立又统一的哲学概念，刚有强健之性、柔有柔和之性，与"阴阳"有异曲同工之妙，被应用于中国古代医学原理的阐述。《类经·论治类》曰："形证有柔刚，脉色有柔刚，气味尤有柔刚。柔者属阴，刚者属阳。"关节是周身运动的枢纽和机关，由筋骨相连而成，兼具筋骨柔韧刚强的特性；从现代解剖学层面而言，关节由关节囊、关节腔及关节相关的骨构成，当中有坚硬的骨组织又有柔韧的软组织。因此关节是刚柔属性兼具的结构，构成关节刚柔并济的特点，当关节刚柔失常则常导致功能障碍的产生。例如，膝关节作为人体最大、构成最为复杂也最为巧妙的负重关节，以骨为刚、以筋为柔，刚柔并济是其发挥正常功能的重要前提。在异常状态下，膝关节刚柔相济的状态被打破；或表现为"过刚"即因软骨退化、滑膜炎症、滑液分泌增多，韧带及关节囊附着点炎症所致的筋挛拘急，失于柔顺；或表现为"过柔"即因软骨退化加重，关节间隙狭窄，韧带及关节囊出现松弛、韧性下降、肌肉萎缩等病理状态。

7. 虚实辨证 虚实属于中医八纲辨证的范畴，《素问·通评虚实论》曰："邪气盛则实，精气夺则虚。"虚指正气虚弱，常见于久病、耗损过多或体质虚弱者，实指邪气盛实，常见于新病、疾病急性发作期或体质强壮者。前面提到辨证方法皆有其虚实属性。如脏腑辨证中，肝气郁结、肝火上炎等属实证，肝肾亏虚及脾气虚等属虚证；气血辨证中，气滞血瘀属实证，气血亏虚属虚证；痹痿辨证中痹属实证，而痿属虚证。然而由于骨伤病的病程、病因病机、患者体质因素等存在差异，虚实常存在互化、夹杂等表现。如骨折病早期由于气滞血瘀、瘀积化热及邪毒入侵等常以实证表现为主，后期常由于肝肾不足、脾胃亏虚等主要表现为虚证。又如骨伤病中外邪侵袭、劳伤瘀滞等病因可以影响筋骨濡养，使其容易伤损而影响肝肾功能，导致肝肾亏虚；而肝肾不足，筋骨衰弱，易受外邪侵袭及伤损。正如薛己《正体类要》云："筋骨作痛，肝肾之气伤也。"此外，从骨伤病功能障碍病因角度分析，虚实病因所致的功能障碍也具有虚实特点，这提示我们康复从病因的预防层面要注重虚实的两重性。

第三节　形神统一观

中医理论认为人体是由形与神所共同构成的一个有机整体。形与神互相滋生、相互依存，人体才可维持正常而协调的功能活动。所谓"形"，是人体一切有形之质，包括脏、腑、经、络、皮、肉、筋、骨、脉、血、髓等，是人体功能活动的物质基础。所谓"神"含义有三：一是自然界各种物质变化；二是人体一切功能活动的总称；三是人体一切精神活动的概括，即情志、意识、思维等精神活动。这里指形体与精神之间的关系。形与神相互依附、密不可分，具体表现为形乃神之宅、无形则神无以附，神乃形之主、无神则形不可活。

1. 形乃神之宅、无形则神无以附　中医理论认为神是形的产物，神必须依附于形才能存在。人的精神活动包括神、魂、魄、意、志，分别由五脏所藏。五脏藏神各有其物质基础。《灵枢·本神》曰"肝藏血，血舍魂""脾藏营，营舍意""心藏脉，脉舍神""肺藏气，气舍魄""肾藏精，精舍志"。脱离形体之神是不存在的，无神则形必败。

2. 神乃形之主、无神则形不可活　"神能御其形"，人体的一切功能活动是以神为主、五脏为中心、经络为联络通路、气血津液为物质基础的。《素问·移精变气论》曰"得神者昌，失神者亡"。《养生论》曰"形恃神而立"。人是形神并俱的统一体，一旦精神受损，形骸也会受到损伤。根据"形神并俱"的原则，康复不仅是形体的康复，更重要的是形神合一的康复。中医康复学强调动静结合、形神共养，如此方能形与神俱，达到全面康复。

3. 形体康复宜动　《吕氏春秋·尽数》曰："形不动则精不流，精不流则气郁。"静而乏动容易导致精气郁滞、气血凝结，久即损寿。适当的运动不仅能锻炼肌肉、筋骨、关节等形体组织，还可增强脾胃运化，促进食物消化，输布全身。"动摇则谷气得消，血脉流通，病不得生"，要想完美地完成一项运动需要通过思考和实践掌握其中的要领进行，当通过努力能够非常好地完成某项运动常使人产生满足感和欣快感，因此形的康复还可以促进神的康复。

4. 心神康复宜静　即"静以养神"，强调心思简单平淡以促进神的恢复。《黄帝内经》从医学角度提出了"恬惔虚无"的摄生防病的思想。由于神有任万物而理万机的作用，常处于易动难静的状态，清静养神便显得难能可贵。正常用心，能"思索生知"，对强神健脑大有益处；若心动太过，精血俱耗，神气失养则可引起脏腑和形体的病变。

第四节　筋骨并重观

筋、骨是构成人体形态和结构的重要组成部分。骨支撑人体而为干，筋力强劲而为刚。《灵枢·经脉》曰："人始生，先成精，精成而脑髓生，骨为干，脉为营，筋为刚，肉为墙，皮肤坚而毛发长，谷入于胃，脉道以通，血气乃行。"

1. 筋骨生理密切相关　在结构上表现为筋络骨、骨连筋。骨是人体的支架，各个骨骼、关节依靠筋的联络成为一体。王冰曰："筋气之坚结者，皆络于骨节之间也。"《杂病源流犀烛·筋骨皮肉毛发病源流》曰："筋也者，所以束节络骨。"在功能上表现为筋束骨、骨张筋。筋附着于骨上，主司关节运动，其主要功能是联属关节、络缀形体。骨为立身之主干，构成人体支架，提供筋的附着与支撑，筋有骨的支撑才能有效收缩，产生运动力。肝肾精血同源，肝主筋、肾主骨是筋骨相关的物质基础。肝肾同源，肝藏血、血化精，肾藏精、精生髓、髓化血，肝血充盈，则精得以充，肾精充沛，则血得以旺，肝肾精血共养筋骨。肝主筋，肝血充盈，柔筋舒筋，则筋健而能束骨、动骨；肾主骨，肾精满溢，生骨壮骨，则骨正而能络筋、张筋。

2. 筋骨病理密切相关　骨伤科疾病所致功能障碍均涉及筋骨，一旦筋伤或骨损，势必导致另一方功能状态的异常。筋络骨、骨连筋，筋束骨、骨张筋，筋弛、筋痿、筋挛必导致骨无所束而见骨痿、骨不正，骨伤、骨痿必导致筋无所依而见筋弛、筋痿。筋骨关联失常可致筋骨失衡，从而产生一系列的功能障碍。因此，根据"筋骨相关"，应强调在骨伤康复过程中需注重筋骨并重、并用、并治，要求运用筋骨整体观，对各部位筋骨的平衡关系予以辨证分析，重视筋与骨的相互依存、动态平衡，做到两者兼顾、并重，避免厚此薄彼，从而达到优化治疗、减轻损伤、促进康复的目的。

3. 筋骨并重　是中医骨伤科治疗筋骨损伤的基本原则，筋骨不仅在生理功能上有密切的联系，在病理上亦会相互影响。筋附着于骨面，外力作用下往往首当其冲，筋的损伤亦可改变关节连接的正常解剖关系，可使骨缝处于交锁的位置，使骨缝不能复位因此在康复时一定要筋骨同治，"筋柔才能骨正，骨正才能筋柔"，如《医宗金鉴·正骨心法要旨》所说"当先揉筋，令其和软，再按其骨，徐徐合缝，背膂始直""宜手法推按胯骨复位，将所翻之筋向前归之，其患乃除"。

第五节　动静结合观

清代潘霨辑撰《内功图说》指出"天地本乎阴阳，阴阳主乎动静。人身—阴阳也；阴阳—动静也。动静合宜，气血和畅，百病不生，乃得尽其天年"。中医理论认为顺四时变化，适寒热，动中有静，静中有动，动静结合，方能达到人们所追求的养生之道以期"阴平阳秘，精神乃治"。《仙授理伤续断秘方》中指出"凡曲转，如手腕脚凹手指之类，要转动，用药贴，将绢片包之，后时时运动，盖曲则得伸，得伸则不得曲，或屈或伸，时时为之方可"。以此强调患肢固定后要进行功能锻炼，是中医骨伤科中"动静结合"的思想雏形。"动静结合"充分概括了骨伤科中不可回避的固定与活动、治疗与功能恢复的关系，在骨伤康复中具有重要的现实意义。固定与活动的一静一动两者既对立又统一，片面地强调一方都是不对的。以动为主，或以静为主，或是动中有静、静中有动、动静结合，应视具体情况而定。

合理的固定可使伤处处于良好的位置，以期达到减轻疼痛，加速肿胀的吸收和消退，防止已归位的筋骨再次移位直到损伤修复。但伤处的固定应注意把固定的时间和范围减小到最低的限度，做到既能有效控制不利于筋骨损伤修复的运动，又能让机体和其他未受伤肢体进行必要的生理活动，根据筋骨损伤的急慢性和不同阶段、不同部位的病理特点给予相应的治法。此外，全身和局部的功能锻炼对提高筋骨损伤的疗效和减少后遗症也有重要的意义，它既能增强局部关节活动的功能，又能促进全身气血运行、增强体力。

1. 骨折康复以静为主，动静结合　骨折后的局部固定使伤肢恢复了结构的连续性，维持骨端的正常解剖关节，为骨折的愈合提供一个良好的内环境。康复功法不仅可以预防骨折和全身合并症，而且还可促进肢体的气血流通，使损伤局部血流量增加，骨折端获得生理应力的刺激，从而促进骨折的愈合。骨折的固定应从肢体赖以活动的目标出发，有效的固定是保障伤肢早期活动的必要条件，而活动又应以不干扰骨折部的固定为限度。把固定作为开展康复功法的基础，固定和活动高度统一，动静结合，寓动于静。根据每个人的情况，一定要尽可能地进行和坚持有利于气血通顺的各种活动，把必要的暂时制动限制在最小范围和最短时间内，这就要根据不同时期的病情，采用不同的活动和制动。

2. 筋伤康复以动为主，动静结合　康复功法不仅可以帮助创伤部渗出液的吸收，并且可以保护机体神经及肌肉的紧张度、在相关活动中已经建立起来的条件反射及各个器官与系统的反射性联系。康复功法能加强关节稳定性，改善伤部组织的代谢与营养，促进功能及形态结构的统一。例如，断裂的跟腱修补后，只有辅以适当的踝关节活动，才能使新生的连接断端的Ⅲ型胶原变成抗拉的Ⅰ型胶原。活动也会促进肌肉和连接组织之间的重建，使本体感觉恢复得更快。对损伤的软骨而言，早期活动可以改善关节软骨的营养，改善软骨的力学结构以适应力学的需要，促进关节软骨损伤后的修复，预防各种因固定或牵引而产生的软骨变性。

（陈　鹏）

第三章　骨伤常见功能障碍的病理学基础

第一节　解剖学基础

一、维持关节功能的主要因素

关节是骨与骨之间的一种连接形式，骨与骨之间的连接称骨连接，骨连接又分为直接连接和间接连接，关节是间接连接的一种形式。关节由关节面、关节囊和关节腔三部分构成。关节面是参与组成关节的各相关骨的接触面，每一关节至少包括两个关节面，一般为一凸一凹，凸面为关节头，凹面为关节窝。关节面上覆盖有光滑的软骨，可减少运动时的摩擦，软骨具有弹性，可减缓负荷带来的震动和冲击。关节囊是坚韧的结缔组织，把相邻骨牢固地联系起来，关节囊外层为纤维层，内层为滑膜层，滑膜具有分泌滑液的作用，滑液可减少运动时带来的摩擦。关节腔是关节软骨和关节囊围成的狭窄间隙，腔内含有少量滑液。

关节的稳定性依靠三种结构来维持，即骨骼、韧带和肌肉。

（1）骨骼构成关节的骨端关节面，相应的关节面相互对合，周围的关节囊将两骨端包围连成整体，相吻合的关节面的弧度越大，关节越稳定。

（2）韧带：是骨与骨之间的软组织连接，并且参与维持关节在运动状态下的稳定性。关节在运动时，在特定的方向受到相应韧带的牵拉，从而使关节活动保持在正常的生理范围之内。韧带不仅可被动地限制关节超生理范围的活动，还可通过韧带内的神经感受器的张力反射作用，经神经中枢调节以达到肌肉的拮抗作用。

（3）肌肉：既是关节运动的动力，也是在运动中维持关节稳定的重要因素。肌肉通过两种方式维持关节的稳定，分别是拮抗和协同。拮抗，运动关节的某一特定方向的肌肉称为主动肌，行相反方向运动的肌肉称为拮抗肌，拮抗肌对主动肌所进行的运动可以起到缓冲作用，以保护关节在该运动中的稳定；协同，指双关节（或多关节）肌肉为了有效地运动某关节，需使其中的一个关节稳定在一定的位置，或进行反方向的运动，完成这一稳定作用的肌肉称为协同肌。

骨骼和韧带维持关节稳定和平衡作用为静力平衡，肌肉维持关节稳定和平衡为动力平衡。如果关节的静力平衡存在，而肌肉失效，则在运动过程中会逐渐造成关节囊和韧带的松弛；但如果静力平衡被破坏，则肌肉会在不同程度上失去动力平衡的根基，而很难发挥其运动关节、维护关节稳定及平衡的作用。

二、各关节功能维持因素

（一）肩关节

广义的肩关节由肱骨、肩胛骨和锁骨及其附属结构组成，共六部分：盂肱关节、肩锁、胸锁关节、肩胸、肩峰下两个关节样结构及喙锁间韧带样连接。狭义的肩关节由肱骨头和肩关节盂构成，也称为盂肱关节，是典型的球窝关节。肩关节的骨性接触不严紧，肩关节盂浅而小，即使有周缘增厚的关节盂唇，也仅能容纳肱骨头的 1/4～1/3，并且肩关节周围关节囊较松弛，这种结构决定了肩关节具有较大的活动范围，但稳定性降低。因此，肩关节周围的肌肉、韧带对其功能的维持起了较重要的作用。肩关节各方向功能活动的维持，主要依靠三角肌和肩袖肌群的作用，其中冈上肌将肱骨头紧靠肩关节盂形成支点，同时三角肌起主要的悬吊作用，防止上肢重力造成的盂肱关节分离，连接躯干和肱骨及连接躯干与肩胛带的肌肉则可协助维持稳定，喙肱韧带限制肩关节过伸或过屈，盂肱韧带限制其外展及外旋。

肩关节的功能活动主要由肱骨、锁骨、肩胛骨及盂肱关节、胸锁关节、肩锁关节和肩胸关节样结构协同完成。肩关节主要功能包括前屈和后伸、外展与内收、内旋与外旋及上举运动，肩部的上举活动包括盂肱关节的运动，肩胛骨的旋转、滑动，锁骨的升高和旋转，单侧上举达 180°时，还包括有一定程度的脊柱侧弯活动。

肩关节前屈主要肌肉为三角肌（前束）、胸大肌（锁骨部）、肱二头肌和喙肱肌，后伸主要肌肉为三角肌（后束）、背阔肌、大圆肌、胸大肌（胸肋部）、肱三头肌（长头），外展主要肌肉包括三角肌（全部肌纤维）和冈上肌，内收主要肌肉包括背阔肌、大圆肌、冈下肌、小圆肌、胸大肌、肱三头肌（长头）和喙肱肌，水平外展主要肌肉为三角肌（后束），水平内收主要肌肉包括三角肌（前束）和胸大肌（锁骨部），内旋主要肌肉为三角肌（前束）、背阔肌、大圆肌、肩胛下肌和胸大肌，外旋主要肌肉为三角肌（后束）、冈下肌和小圆肌。

（二）肘关节

肘关节是由肱骨下端与桡骨、尺骨上端构成的复合关节，包括肱尺关节、肱桡关节和近侧尺桡关节，肱尺关节由肱骨滑车和尺骨滑车切迹构成，肱桡关节由肱骨小头和桡骨头的关节凹构成，近侧尺桡关节由桡骨环状关节面和尺骨桡切迹构成。上述三个关节包在一个关节囊中，肘关节囊前后壁薄弱而松弛，两侧增厚紧张，并有韧带加强，后壁最为薄弱，故常见尺桡骨向后脱位。

肘关节的运动以肱尺关节的屈伸运动为主，肱桡关节可做屈伸和旋转运动，近侧尺桡关节与远侧尺桡关节联动可使前臂做旋前和旋后运动。肘关节为铰链关节，其非生理的侧方运动受到肱桡关节和肱尺关节的限制，以及肘关节内外侧副韧带的制约，其生理的屈伸运动，除了骨骼韧带的静力平衡之外，主要由伸肘肌（主要是肱三头肌）和屈肘肌（肱二头肌、肱肌和肱桡肌）相互拮抗以达到动力平衡。

肘关节有三个固有屈肘肌，为肱肌、肱桡肌和肱二头肌。肱肌为相对少见的具有单一功能的肌肉。肱桡肌主要作用是屈肘，协助前臂旋前、旋后。肱二头肌是最主要的屈肘肌，其长头起于肩胛骨的盂上结节，短头起于肩胛骨喙突，两头交会止于桡骨近端尺侧的桡骨结节，主要作用是屈曲肘关节，同时可使肩关节前屈，使前臂旋后。当肘关节处于中度屈肘位时，屈肌处于最佳状态，此时肌肉的牵拉力方向与杠杆臂垂直，切线分力就是肌肉的牵拉力，亦即肌肉牵拉力完全作用于屈曲肘关节，肱二头肌最佳的发力状态是屈肘 80°～90°，肱桡肌是屈肘 100°～110°。肘关节的伸肌包括肱三头肌和肘后肌，肱三头肌是最主要的伸肘肌，肱三头肌的伸肘效应随肘关节的屈曲角度不同而变化，肱三头肌伸肘的最大效应为肘关节屈曲 20°～30°，此时向心分力为零，而切线力就是肌肉的牵拉力。总体来说，肘关节的屈肌力量强于伸肌，故上肢放松悬于体侧时，肘关节仍会保持轻度的屈曲角度。

（三）髋关节

髋关节由髋臼和股骨头构成，属于球窝关节，髋臼周缘为纤维软骨组成的髋臼唇，增加髋臼的深度，髋臼切迹被髋臼横韧带包裹，使髋臼关节面扩大以紧抱股骨头。髋关节关节囊坚韧致密，向上附着于髋臼周缘及横韧带，向下附着于股骨颈。髋关节可做屈伸、收展、旋转及环转活动，由于髋臼紧实包裹股骨头，周围关节囊坚实，又有多条坚韧的韧带限制，如髂股韧带限制其过伸及内收，坐股韧带限制其过伸、外展及内旋，耻股韧带限制其外展和外旋，故髋关节活动功能明显差于肩关节，但其稳定性较好，以适应其承重及步行的功能。

髋关节围绕两股骨头中心连线的横向水平轴的运动为前屈和后伸运动，围绕股骨头前后方向水平轴的运动为内收和外展运动，围绕髋膝两关节中心连线的运动为旋转运动。日常生活中大多为三种运动的联合。

髋关节周围肌肉较为丰厚，大多肌肉起于骨盆，止于股骨或胫腓骨。按功能主要分为屈髋肌、伸髋肌、外展肌、内收肌、内旋肌和外旋肌。屈髋肌主要有髂腰肌、股直肌、缝匠肌和阔筋膜张肌，上述肌肉在站立位屈曲髋关节时均起作用，但当坐位屈曲髋关节时，即髋关节屈曲超过 90°时，仅髂腰肌起作用。除了以上肌肉外，耻骨肌、内收长肌、内收短肌、大收肌及股薄肌可起到辅助屈髋的作用。伸髋肌主要有臀大肌、股二头肌长头、半膜肌、半腱肌和大收肌部分，上述肌肉在伸膝位伸髋时均起作用，但当屈膝位伸髋时，仅臀大肌起主要作用，除了以上肌肉外，内收长肌、内收短肌、股薄肌和臀中、小肌部分可起到辅助伸髋的作用。外展肌主要有臀中肌和臀小肌，除此，臀大肌部分、阔筋膜张肌、缝匠肌和梨状肌可起到辅助外展髋的作用。内收肌主要有内收长肌、内收短肌和大收肌，耻骨肌和股薄肌可起到辅助内收髋的作用。外旋肌主要有梨状肌、上孖肌、下孖肌、闭孔内肌和股方肌，除此，臀大肌、臀中肌部分和髂腰肌可起到辅助外旋髋的作用。内旋肌主要有臀中肌和臀小肌的前部，并且阔筋膜张肌和内收肌可起到辅助内旋髋的作用。髋关节在额状面上的平衡，是外展肌和内收肌之间的平衡，臀中肌是最主要的外展肌，大收肌是最主要的内收肌，而阔筋膜张肌则主要是髋关节在额状面的稳定肌。髋关节在矢状面上的平衡，是伸髋肌和屈髋肌之间的平衡，臀大肌是最主要的伸髋肌。

（四）膝关节

膝关节是人体最大最复杂的关节，由股骨下端、胫骨上端和髌骨构成，髌骨与股骨的髌面相接组成髌股关节，股骨内外髁与胫骨内外髁相对组成胫股关节。膝关节周围关节囊和韧带是保护膝关节及维持其稳定性的重要因素，前方关节囊为股四头肌肌腱、髌韧带覆盖，髌骨和髌韧带两侧有阔筋膜和股四头肌肌腱的扩张部加强，后方关节囊有腘斜韧带，膝关节内外有内外侧副韧带保护和加强。前后交叉韧带是稳定膝关节的重要组织，不仅有防止胫骨前后滑动的作用，还可限制膝关节内外翻及旋转。膝关节内外侧半月板是位于股骨、胫骨内外髁之间的纤维软骨组织，起到缓冲压力、吸收震荡的弹性软垫作用。

膝关节的活动功能是由其构成的关节及韧带制约作用决定的，主要为屈伸运动，在膝关节屈曲位兼有旋转活动，同时有小范围内外翻的被动活动。伸膝肌肉主要为股四头肌，为大腿最粗大的肌肉，分为四个部分：股直肌、股内侧肌、股外侧肌和股中间肌，股四头肌与髌骨、髌韧带一起统称为伸膝系统，在伸膝运动中，最后的动作主要由股内侧肌完成。屈膝肌肉主要是腘绳肌，包括内侧的半腱肌和半膜肌，外侧的股二头肌、股薄肌及缝匠肌有协助屈膝的作用。膝关节旋转肌肉为腘肌，半腱肌、半膜肌和股薄肌可在屈膝位内旋小腿，股二头肌及阔筋膜张肌则可在屈膝位外旋小腿。

（五）踝关节

踝关节又称距小腿关节，由胫骨、腓骨下端与距骨滑车构成，近似单轴的屈戌关节，在足背屈或跖屈时，其旋转轴是可变的。踝关节的关节囊附着于各关节面的周围，前后壁薄弱松弛，两侧有韧带加强，内侧为相对坚韧的三角韧带，外侧韧带由不连续的三条独立韧带组成，由前向后分别为距腓前韧带、跟腓韧带和距腓后韧带。

踝关节活动功能包括背屈（伸）和跖屈运动，距骨滑车前宽后窄，当踝关节背屈时，较宽的距骨滑车前部嵌入关节内，踝关节较稳定；当跖屈时，较窄的距骨滑车后部嵌入关节内，足部能做轻微的侧方运动，踝关节不够稳定，故踝关节扭伤多发生在跖屈位。踝关节在矢状面上维持平衡的主要动力来源是小腿三头肌，由于站立时身体重心在踝关节前方，因此踝关节的跖屈肌力大于背屈（伸）肌，这是站立及行走时维持踝关节动力平衡的主要因素。踝关节跖屈肌肉主要为小腿三头肌，包括腓肠肌和比目鱼肌，跖屈肌还有胫后肌、屈踇长肌和腓骨长肌。踝关节背屈（伸）肌主要有胫前肌、伸趾长肌、伸踇长肌和第三腓骨肌。

（六）脊柱

脊柱是躯干的中轴骨，上接头颅，下连髋部，胸椎有肋骨相连，脊柱前方分布不同脏器，构成胸腔、腹腔和骨盆的后壁。脊柱中央为椎管，内含脊髓。脊柱由椎骨、椎间盘、关节和韧带组成。椎骨除第 1、2 颈椎，骶骨，尾骨之外，形态基本大同小异，一般由椎体、椎弓和椎弓旁突起构成，每个椎弓有 7 个突起，分别是棘突 1 个、横突 2 个、上下关节突各 2 个；各椎体间有椎间盘附着，周围由韧带和肌肉连接，脊柱前方有前纵韧带，椎体后方有后纵韧带，横突之间有横突间韧带，椎弓之间有黄韧带。

脊柱常呈整体活动，主要包括屈伸、侧屈及旋转活动。如腰部屈曲活动开始时主要来自腰椎的活动，随着腰椎屈曲幅度的增加，骨盆前倾也参与了腰椎的屈曲活动。胸椎对整个屈曲活动帮助不大，屈曲开始来自腹肌和脊柱部位的腰肌，在完全屈曲后，伸腰肌则停止活动，此时前屈的体重仅靠后方韧带维持平衡。脊柱由直立开始后伸时，背伸肌先收缩，在后伸过程中收缩力逐渐减少，腹肌开始做拮抗的收缩运动，极度过伸时，伸腰肌又重新开始收缩。在脊柱整体运动时，侧屈活动在胸椎和腰椎最为明显，侧屈时双侧肌肉均同时做收缩与拮抗的协调动作；旋转常伴同侧弯而呈现联合动作，上胸部表现最为明显，也同时发生在腰骶关节。

脊柱的稳定结构有内外之分，外在因素主要靠腰、腹及背部肌肉维持，内部主要靠骨关节、韧带进行控制，在内部稳定结构中除了椎体和关节突的形状限制脊柱的活动外，椎骨间韧带也控制着脊柱的活动。脊柱静力平衡在肌肉不参与的情况下，由椎间盘及韧带维持脊柱姿势，韧带承受张力，椎间盘承受压力。脊柱的动力平衡主要依靠肌肉的作用来调整，脊柱周围伸肌组主要包括夹肌组、骶棘肌组及横突-棘突肌组，屈肌组包括颈部屈肌、腹肌和腰大肌，其中伸肌组起主要作用，除了脊柱的背伸、侧弯和旋转活动外，更重要的是抵抗自身重力，以保持身体在运动状态下的平衡。

第二节　骨伤常见功能障碍的中医病因病机

骨伤常见功能障碍包括疼痛、关节僵硬、关节活动度减少、肌力下降及肌肉萎缩、运动控制力下降等。导致上述常见功能障碍的中医病因病机如下。

一、气　　血

人体一切伤病的发生、发展无不与气血有关。《素问·阴阳应象大论》言："气伤痛，形伤肿。"气本无形，郁滞则气聚，聚则似有形而实无质，气机不通之处，即伤病之所在。损伤气滞的特点为外无肿形，痛无定处，自觉疼痛范围较广，体表无明确压痛点。血有形，形伤肿，瘀血阻滞，经脉不通，不通则痛，故出现局部肿胀、疼痛。疼痛性质如针刺刀割，痛点固定不移，还可出现伤处肿胀青紫。出现骨伤常见功能障碍时往往伤气伤血并见，以气血两虚、气滞血瘀多见。

1. 气血两虚　气虚是全身或某一脏腑、器官、组织出现功能不足和衰退的病理现象。血虚常由损伤失血过多、瘀血不去而新血不生或肝血肾精不充所致。气血两虚的患者在骨伤科疾患中的表现为损伤局部愈合缓慢，功能长期无法恢复等。如筋骨长期得不到气血的濡养，可出现骨质疏松而易骨折、全身筋肉无力、关节僵硬痉挛及肢体麻木等表现。

2. 气滞血瘀　损伤可导致气血阻滞，引起剧烈疼痛、肌肉反射性痉挛及组织器官的损害，肢体或躯干发生不同程度的功能障碍。伤在手臂则活动受限，伤在下肢则步履无力，伤在腰背则俯仰受阻，伤在关节则屈伸不利。若组织器官仅出现机能紊乱，而无器质性损伤，则功能可逐渐恢复。若组织器官有形态的破坏与器质性损伤，那么功能将不能完全恢复，常需要进行手术或采用其他有效的康复治疗措施。

二、脏　腑

1. 肾　肾藏精，主骨生髓，肾精不足是骨伤常见功能障碍的病因之一。骨的生长、发育、修复均依赖于肾精濡养。肾精不足，在小儿可发生五迟五软，在成人则可发生骨痿。肾虚髓减骨枯，加之筋肉失于濡养，则可出现筋骨痿软无力不用。

2. 肝　肝藏血，主筋。全身筋肉的运动与肝有密切关系，肝血充足则筋得其所养，才能运动有力而灵活。

（1）肝血不足、血不养筋：则出现手足拘挛、肢体麻木、关节屈伸不利等症状。

（2）肝失调畅：《素问·痿论》曰"宗筋主束骨而利机关也"。筋与骨关节功能关系密切。筋的功能依赖于肝血的濡养和气机调畅，如病则可出现肢体麻木、关节挛缩僵硬或痿废失用等症状。

3. 脾胃　脾主肌肉、四肢，胃主消化吸收。脾胃为气血生化之源，对损伤后修复起重要作用。脾胃运化失常，则气血生化不足，脏腑筋骨无以滋养，则可出现肌肉瘦削、四肢疲惫及软弱无力等症状。

三、津　液

津液主要指人体的体液，其中清而稀薄者为津，浊而浓稠者为液，两者可相互转化，故称津液，有充盈空窍，滑利关节，润泽皮肤、肌肉、筋膜、软骨，濡养脑骨之髓等生理功能。外邪侵袭、关节滑膜损伤等原因可导致关节滑膜炎症，出现滑液停积，表现为关节肿胀、疼痛、活动度减少及屈伸不利等症状。

四、筋　骨

筋骨同受气血、津液的濡养，且与肝肾密切相关；筋束骨、骨张筋，两者维持一定的平衡才能使肢体发挥正常的生理功能。伤筋时，筋急则拘挛，筋弛则痿弱不用，骨折、脱位、慢性劳损皆可导致伤筋；伤骨常见于骨折、脱位等，可因骨与关节的结构破坏而导致肢体功能障碍。然而伤骨不会单独存在，损骨能伤筋，伤筋亦能损骨。

1. 筋骨失养　气血虚弱、肝肾亏虚等是导致筋骨失养的主要因素。骨失所养之于小儿常见骨的生长、发育障碍，成人常见骨量减少、骨质疏松从而易骨折等表现。筋失所养可见筋痿、肉痿、筋弛等，从而出现肢体无力、关节松弛、运动控制下降等功能障碍。

2. 筋骨失衡　指筋骨间的平衡受到破坏，除骨折、脱位等可出现明显的畸形、功能障碍表现外，还包括"筋出槽""骨错缝"，指筋的解剖位置发生异常变化和关节发生微小错位，且引起肢体功能障碍等一类筋伤疾病的统称。它既是对该类筋伤疾病病机变化的概括，也方便于该类疾病的诊断和指导治疗。

（1）筋出槽：指筋的解剖位置发生异常变化，且引起肢体功能障碍者。临床可表现为筋歪、筋走、筋翻、筋卷、筋转等。筋居之所，谓之筋槽。正常生理情况下，筋骨系统处于"骨正筋柔"的状态，用手触摸体表不易感觉到"筋槽"的存在。病理情况下，以手触摸筋伤之处，感觉筋的柔顺性下降，张力增高，或高出其周围正常的组织，甚或触及筋的凹槽，表明筋不在原来的筋槽内，故称之为"筋出槽"。

（2）骨错缝：指关节发生微小错位，且引起肢体功能障碍者。中医学把人体诸多小关节、微动关节或联动关节的正常间隙称为"骨缝"。因此，由于外伤或劳损等原因造成这类关节的微小错位，且引起肢体功能障碍者，称为"骨错缝"。"骨错缝"与"关节脱位"都是关节解剖位置发生改变，伴有肢体功能障碍，但两者有明显区别。"骨错缝"多发生在小关节、微动关节或联动关节，外力相对较小，关节发生微小错位，一般 X 线检查难以发现。"关节脱位"可发生在任何关节面，以大关节为多，外力相对较大，关节发生明显移位，X 线检查易发现。

五、痹　痿

骨伤科常见功能障碍的病因和病理变化特点常可用痿或痹进行概括。《素问·痹论》曰："风寒湿三气杂至，合而为痹也。"风、寒、湿邪流注肌肉、筋骨、关节，造成患处的经络壅塞，气血运行不畅而见肢体筋脉拘急、失养。

1. 痹　常指代因经络气血痹阻不通而见疼痛、拘急的病理状态，结合现代医学的研究成果包括骨端增生、滑膜炎症、腘窝囊肿、韧带附着点炎症等病理表现。

2. 痿　常指代以因脏腑亏虚、荣养不足而致肢体筋脉弛缓、软弱无力、不能随意运动或伴有肌肉萎缩的病理状态，结合现代医学的研究成果包括肌肉痿软无力、关节软骨退化、骨质疏松、关节囊退变、韧带松弛等病理表现。

（刘　宇）

第四章　肢体关节功能评定

第一节　肌力评定

一、基本概念

肌力（muscle strength）是指肌肉主动运动时的力量、幅度和速度。原动肌是产生原动力，发起、完成某一动作的主要肌群，其中起主要作用的原动肌称主动肌。原动肌收缩完成任务的过程中，位于原动肌相反一侧并同时松弛和伸长的肌肉为拮抗肌，又称对抗肌。

二、常用肌力评定方法

常用的肌力评定方法有徒手肌力评定和器械肌力测定两大类。

1. 徒手肌力评定（manual muscle testing，MMT）　此法于1916年由洛维特（Lovett）提出，以后有所改进。评定时采用 Lovett 分级法评定标准（表 4-1）或美国医学研究委员会（Medical Research Council，MRC）分级法评定标准（表 4-2），要求受试者在标准测试体位下，即在减重力、抗重力和抗阻力的条件下完成标准动作。

表 4-1　Lovett 分级法评定标准

分级	名称	评级标准
0	零	无可见或可触知的肌肉收缩
1	微弱	可触及肌肉的收缩，但不能引起关节活动
2	差	解除重力的影响，能完成全关节活动范围的运动
3	可	能抗重力完成全关节活动范围的运动，但不能抗阻力
4	良好	能抗重力及中等阻力，完成全关节活动范围的运动
5	正常	能抗重力及最大阻力，完成全关节活动范围的运动

表 4-2　MRC 分级法评定标准

分级	评定标准
0	无可测知的肌肉收缩
1	可触及肌肉有轻微收缩，但无关节运动
1^+	肌肉有强力收缩，但无关节运动
2^-	去除肢体重力的影响，关节能活动到最大活动范围的 1/2 以上，但不能达最大活动范围
2	去除肢体重力的影响，关节能活动到最大活动范围
2^+	去除肢体重力的影响，关节能活动到最大活动范围，如抗重力，可活动到最大活动范围的 1/2 以下
3^-	抗肢体本身重力，关节能活动到最大活动范围的 1/2 以上，但不能达最大活动范围

分级	评定标准
3	抗肢体本身重力，关节能活动到最大活动范围
3$^+$	抗肢体本身重力，关节能活动到最大活动范围，且在运动终末可抗轻度阻力
4$^-$	能抗比轻度稍大的阻力活动到最大活动范围
4	能抗中等度阻力活动到最大活动范围
4$^+$	能抗比中等度稍大的阻力活动到最大活动范围
5$^-$	能抗较充分阻力稍小的阻力活动到最大活动范围
5	能抗充分阻力活动到最大活动范围

2. 器械肌力测定　在徒手肌力超过 3 级时，为了进一步做较细致的定量评定，须用专门器械做肌力测试。

3. 注意事项

（1）测试前与受试者沟通，避免因其主观因素影响结果的可信度。

（2）取正确的测试姿势，肢体运动时，被检查肌肉附着的近段肢体应得到充分的固定，注意避免某些肌肉对受试的无力肌肉的替代动作。

（3）选择合适的测试时机，疲劳时、运动后或饱餐后不宜进行。

（4）测试时健侧与患侧应进行对比。

（5）施加阻力时，要注意阻力的方向与肌肉或肌群牵拉力方向相反。

（6）中枢神经病损后，出现肌肉痉挛时，不宜采用。

（7）受试者存在关节不稳、骨折愈合不良、骨肿瘤、急性渗出性滑膜炎、严重疼痛等情况下，不宜进行肌力检查。

（8）一般测试三次，完成后取平均值。

三、主要肌肉的徒手肌力评定

详见附录一。

四、结 果 记 录

依据肌力分级标准记录肌力等级：0～5 级，必要时注明"＋""－"号；若关节活动受限，应记录范围；有痉挛、挛缩、疼痛或未能按规定体位检查等应注明。

第二节　关节活动度评定

一、基 本 概 念

关节活动度（range of motion，ROM）又称关节活动范围，是指关节活动时可达到的运动最大弧度，分为主动关节活动范围（active range of motion，AROM）和被动关节活动范围（passive range of motion，PROM）。主动关节活动范围是指作用于关节的肌肉随意收缩使关节运动时所通过的运动幅度。被动关节活动范围是指在外力作用下，使关节运动时所通过的运动幅度。

二、常用关节活动度评定方法

（一）关节活动度评定工具

关节活动度的评定工具有多种，包括通用量角器、尺子、电子测角计等，其评定方法也因评定工具的不同而异。下面以临床最常用的通用量角器为例介绍关节活动度的测量方法。

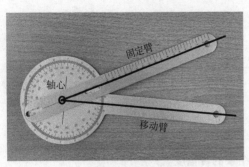

图 4-1　通用量角器

通用量角器大多由金属或塑料制成，规格不等，但基本结构相同，其结构由 1 个有刻度的半圆规或全圆规量角器连接 1 条可以旋转的直尺构成，量角器的 2 个臂分别称为固定臂和移动臂，固定臂有刻度，移动臂有指针，连接点称轴心（图 4-1）。按照关节测量时的具体要求，自由转动，即可测出关节活动度。在测量时应严格按照规定，以中立位时的肢体位作为零起始位。固定臂与构成关节的近端骨长轴平行，移动臂与构成关节的远端骨长轴平行；量角器的轴心一般应与关节的运动轴一致。

（二）关节活动度评定步骤

（1）向被检者说明关节活动度评定的目的、方法，使被检者放松并配合，必要时予以示范。

（2）确定测试体位，暴露待测关节。女性患者应准备单独房间和更衣室，为异性检查时须有第三者在场。

（3）确定测量关节的骨性标志，使关节处于起始位，一般以中立位时的肢体位作为零起始位；先被动活动待测关节，了解可能的关节活动范围和有无抵抗感。

（4）在被测试关节外侧放置量角器，轴心对准关节轴，将固定臂放在近端的骨骼上，移动臂放在远端或运动的骨骼上，记录下起始位置的度数；让被检者进行至最大范围的各种主动运动或被动运动，记录终末位置的度数。

（三）关节活动度评定的原则与注意事项

（1）采取正确的体位，严格按规范进行测试操作，防止邻近关节的替代动作。

（2）固定好量角器，其轴心应对准关节中心或规定的标志点，关节活动时要防止量角器固定臂移动，严格遵守规范，以减少误差。

（3）同一被检者应由专人测量，每次测量应取相同方法、相同体位。

（4）测试前，可做简单的主动准备活动，但不应在关节按摩、活动后进行关节活动范围检查。

（5）通常应先测量关节的主动活动度，后测量被动活动度。

（6）关节活动度有个体差异，测量结果应与对侧相应关节比较；不同器械、不同方法测得的结果存在差异，不宜盲目比较。

（7）关节脱位或关节损伤未愈、关节附近骨折、关节周围的软组织术后早期等情况应禁止或谨慎测量。

（8）关节的主动活动和被动活动不一致时，提示肌肉肌腱存在瘫痪、挛缩或粘连等问题，宜分别记录主动和被动活动度。

（9）关节活动度的测量通常应将主动及被动活动度同时测出，因主动活动度受关节外因素影响较多，衡量关节本身的活动功能，应以关节被动活动度为准。

三、主要关节活动度的测量方法

详见附录二。

四、结 果 记 录

（1）记录测量的时间、体位。

（2）记录 AROM 与 PROM。

（3）记录结果以 5°为最小单位。

（4）记录关节运动范围，如膝关节屈曲 20°～150°，提示膝关节伸展受限；当被检者某关节出现非正常过伸情况时，可采用"−"表示。如膝关节"−20°"表示膝关节 20°过伸。

（5）记录是否存在变形、疼痛、水肿、萎缩、肌紧张等表现。疼痛时，记录疼痛的范围及程度。

第三节 本体感觉障碍评定

一、基 本 概 念

1. 本体感受器 是指位于内耳的前庭器官中的椭圆囊斑（作用是感受线性加速和重力，头部空间位置），球囊斑（作用是感受低频振动，头部空间位置），壶腹嵴（作用是感受角速度和运动）。综合位于运动系的本体感受器（表 4-3）的作用就可以使人感觉到身体各部位所处的位置和运动，而无须用眼睛去观察。如闭上眼睛也知道手在哪，闭眼前屈肩关节也知道前屈的角度是多少。

表 4-3 运动系本体感受器

名称	位置	作用
肌梭	骨骼肌内与肌纤维平行	给出肌肉拉伸程度及拉伸速度方面的信息
高尔基（Golgi）腱器	肌腱结缔组织内	给出关节运动程度的信息，由此可以指示运动速度和方向
环层小体	皮肤、肌肉、肌腱等	感受振动和深部压力，指示运动方向和速度
鲁菲尼（Ruffini）小体	关节囊	感受关节囊形变，指明关节位置

2. 本体感觉 是由于体内的肌肉收缩，刺激了在肌腹、肌腱、关节和骨膜等处的神经末梢，即本体感受器而最后产生的感觉，包括位置觉、运动觉和振动觉。它主要包括三个方面的内容：一是关节位置的静态感知能力；二是关节运动的感知能力（关节运动或加速度的感知）；三是反射回应和肌张力调节回路的传出活动能力。前两者反映本体感觉的传入活动能力，后者反映其传出活动的能力。

二、常用本体感觉障碍评定方法

（一）观察法

本体感觉障碍症状：走路不稳，如踩棉花感，以闭眼时明显，步基增宽；步行时常不得不注视自己的脚，须通过视觉代偿调整平衡和姿势。

（1）静止状态下能否保持平衡，如静、闭眼坐、站立等情况。站立位反应的检查包括如下几种。

1）龙贝格征（Romberg sign）：双足并拢直立，维持 30 秒，观察在睁、闭眼时身体摇摆的情况，又称"闭目直立检查法"。

2）单腿直立检查法：要求受试者单腿直立，双下肢交替进行，每一侧下肢必须重复 5 次，观察其睁、闭眼情况下维持平衡的时间长短，单次能维持 30 秒为正常。

3）踵趾站立闭目直立试验（Tandem Romberg 试验）：要求受试者两足一前一后、足尖接足跟直立，双前臂交叉于胸前，观察其睁、闭眼时身体的摇摆，维持 60 秒为正常，需重复进行 4 次，用秒表记录。

（2）活动状态下能否保持平衡，如坐、站时移动身体；在不同条件下行走，包括脚跟碰脚趾、足跟行走、足尖行走、直线走、侧方走、倒退走、走圆圈、绕过障碍物行走等。

（3）自发姿势反应：受试者取站立位，检查者向左、右、前、后方向推动受试者身体。阳性反应：脚快速向侧方、前方、后方跨出一步，头部和躯干出现调整。阴性反应：不能为维持平衡而快速跨出一步，头部和躯干不出现调整。

（4）协调试验

1）指鼻试验：受试者肩外展 90°，肘关节伸直，以食指尖触碰自己的鼻尖，先慢后快，先睁眼后闭眼，重复上述动作。

2）轮替试验：受试者双手张开，一手向上，一手向下，交替转动，速度逐渐加快。

3）跟膝胫试验：受试者取仰卧位，抬起一侧下肢，先将足跟放在对侧下肢的膝盖上，再沿着胫骨前缘向下推移。

（5）本体感觉检查

1）位置觉：被检者闭目，检查者将其肢体放置在某一位置上，让其说出肢体所处的位置（或让另一侧肢体模仿出相同的位置）。

2）运动觉：被检者闭目，检查者轻轻捏住被检者的手指或足趾两侧，做伸或屈的动作，让被检者回答"向上"或"向下"。

3）振动觉：被检者闭目，检查者用音叉柄置于被检者的骨隆起处（如尺骨茎突、尺骨鹰嘴、腓骨小头和内外踝），询问被检者有无振动感和持续时间。

（二）量表法

1. 伯格平衡量表（Berg balance scale，BBS）　有 14 个项目，需要 20 分钟完成，满分 56 分，低于 40 分表明有摔倒的危险性。详见附录三。

2. 蒂内蒂平衡与步态总量表（Tinetti balance and gait analysis）　包括平衡和步态测试两部分，满分 28 分。其中平衡测试有 9 个项目，满分 16 分；步态测试共有 8 个项目，满分 12 分。此量表测试一般需 15 分钟，如果得分少于 24 分，表示有平衡功能障碍；如果少于 15 分，表示有跌倒的危险性。详见附录四。

（三）动态评估

采用"起立-行走"计时测试，它是一种快速定量评定功能性步行能力的方法，方法简单，容易掌握。

评定步骤：

（1）准备一张有扶手的椅子和一个秒表（或带有秒针的手表）。

（2）被检者着平常穿的鞋，坐在有扶手的靠背椅上（座高约 45cm，扶手高约 20cm），身体靠在椅背上，双手放在扶手上。若有使用助行具（如手杖、助行架），则将助行具握在手中。

（3）在离座椅 3m 远的地面上贴一条彩条（或划一条可见的粗线或放一个明显的标志物）。当检查者发出"开始"的指令后，被检者从靠背椅上站起。站稳后，按照平时走路的步态，向前走 3m，过粗线或标志物处后转身，然后走回到椅子前，再转身坐下，靠到椅背上。

注意事项：①测试过程中不能给予任何帮助。②检查者记录被检者背部离开椅背到再次坐下

（靠到椅背）所用的时间（以秒为单位）和在完成测试过程中出现可能会摔倒的危险性。③正式测试前，允许被检者练习1～2次，以确保患者理解整个测试过程。

评分标准：①＜10秒，可自由活动；②＜20秒，大部分可独立活动；③20～29秒，活动不稳定；④＞30秒，存在活动障碍。除了记录所用的时间外，对测试过程中的步态与可能会摔倒的危险性按以下标准打分：1分，正常；2分，非常轻微异常；3分，轻度异常；4分，中度异常；5分，重度异常。

（四）平衡测试系统

平衡测试系统是近年来国内外发展较快的定量评定平衡能力的一种测试方法。其通过系统控制和分离各种感觉信息的输入来评定躯体感觉、视觉、前庭系统对于平衡及姿势控制的作用与影响，其结果以数据的形式显示。

第四节　关节功能障碍评定

骨关节疾病是人们生活中的常见病、多发病，许多骨关节疾病患者虽然得到了临床治疗，但仍有不少患者会遗留不同的功能障碍，准确、全面的康复评定是制订康复治疗方案、功法锻炼的重要依据。在骨伤康复功法锻炼方法选择之前，我们应该重点关注关节功能障碍的评定，下面介绍全身主要关节常用评定量表，量表评分对应关节功能障碍严重程度，临床可根据评定结果选择适宜的功法锻炼，并对锻炼前后的效果进行评定。

一、康斯坦特-蒙利肩关节功能评分量表

康斯坦特-蒙利（Constant-Murley）肩关节功能评分量表主要应用于肩关节的各种相关疾病的评估，如肩关节周围炎，肩袖损伤，肩部骨折、肿瘤和感染等可能导致肩部疼痛和活动障碍的疾病。

此量表包括疼痛程度、日常生活、肩关节活动度和外展肌力4个方面，其中疼痛程度15分、日常生活20分、肩关节活动度40分、外展肌力25分，总分100分。表格中疼痛程度和日常生活部分由被检者根据实际情况自行填写，肩关节活动度和肌力部分由医师评估后填写。除肩关节活动度评定中的外旋项目评定采用累计积分外，其余项目均采用单个计分。被检者得分越高代表肩关节功能越好。详见附录五。

二、梅奥肘关节功能评分量表

梅奥（Mayo）肘关节功能评分量表（MEPS）是目前最常用的肘关节评分系统，主要应用于肘关节疼痛及活动功能障碍的各种相关疾病的评估，包括肘关节相关炎症、肘关节软组织损伤、骨折及脱位等。

此量表包括检查者评估的肘关节疼痛（45%）、屈伸活动度（20%）和稳定性（10%），以及5个日常生活中的活动项目（25%），即梳头、吃饭、个人卫生、穿衣及穿鞋。使用单项选择法对患者疼痛进行评估。被检者得分越高代表肘关节功能越好，并可以分为4个等级，即优秀（90～100分）、良好（75～89分）、及格（60～74分）和差（0～59分）。详见附录六。

三、腕关节患者功能评分量表

腕关节患者功能评分量表（patient-rated wrist evaluation, PRWE）主要应用于腕关节及相邻关节损伤，腕关节骨折、脱位、桡骨茎突狭窄性腱鞘炎及腕管综合征等引起的腕关节功能障碍的评估。

此量表共包含 15 个项目，包括评价疼痛的 5 个项目和评价腕关节及手功能的 10 个项目。每一个小项可以计一个得分，总分为 100 分，具体计算方法是：10 个与活动和功能有关的小项得分之和除以 2（满分 50 分），加上疼痛小项的总分，这样可以得到一个 0~100 分的分值。分值越高表示疼痛与功能障碍越重。详见附录七。

四、卡罗尔手功能测试量表

卡罗尔（Carroll）手功能测试量表是由美国巴尔的摩大学康复医学部 Carroll 博士研究制订，用于评估被检者处理大小、重量和形状不同的物体的能力，能反映手的精细度，是对手整体功能的评定。临床上主要应用于脑卒中、脑瘫等出现的手功能障碍评定，也用于评定上肢再植、假肢和截肢的功能结局等。

此量表共有 33 个项目，分为 I ~ Ⅵ六类，包括抓、握、侧捏、捏、放置、旋转、书写操作。I ~ Ⅳ类主要评估抓、握和捏的能力；Ⅴ、Ⅵ类检查协调和整个上肢的功能。各项评分标准：0 分（完全不能完成，包括将物体推回原来的位置、推出板外、推到桌上，或虽可拿起笔但写不出可以辨认的字）；1 分（只能部分完成，如能拿起物品，但不能放到指定的位置上，在 27、28 项中能拿起罐或杯，但不能倒水等）；2 分（能完成，但慢或笨拙）；3 分（能正常完成）。将评分相加，得出总分，然后按照 Carroll 手功能评定标准评定其功能。详见附录八。

五、哈里斯髋关节功能评分量表

哈里斯（Harris）髋关节功能评分量表（HHS）主要应用于髋关节相关疾病如髋关节软组织损伤、股骨头坏死、髋关节滑膜炎等的评估，也用于评价保髋和关节置换的效果等。

此量表内容包括疼痛、功能、畸形和关节活动度四个方面，其分数分配比例为 44：47：4：5。从分数分配比例上可以看出，此量表比较重视疼痛和关节功能的变化，而关节活动的权重较小。一方面，其认为髋关节是否疼痛及关节功能比活动度更重要；另一方面，其认为关节活动度的测量结果因被检者不同而差异较大，权重过大会使评分结果重复性差。评分满分 100 分，90 分以上为优良，80~89 分为较好，70~79 分为尚可，小于 70 分为差。详见附录九。

六、特种外科医院膝关节评分量表

特种外科医院（hospital for special surgery，HSS）膝关节评分量表主要应用于膝关节相关疾病如膝关节骨折、膝关节骨性关节炎、半月板损伤、膝关节韧带损伤、膝关节滑膜炎和膝关节术后的评估。

此量表总分 100 分，分 7 项进行评定，其中 6 项为得分项目，包括疼痛、功能、关节活动度、肌力、屈膝畸形和关节稳定性等。另外 1 项为减分项目，包括是否需要支具、内外翻畸形和伸直障碍。详见附录十。

七、马里兰足功能评分量表

马里兰（Maryland）足功能评分量表主要用于对足和踝关节损伤后的疼痛、功能、外观及活动度进行客观评价。

此量表满分为 100 分，其中疼痛占 45 分，功能评价占 40 分，包括行走距离、稳定性、支撑工具、跛行、穿鞋、上楼梯及行走时对地面的要求，外观和活动度分别占 10 分和 5 分。评定标准：优，90~100 分；良，75~89 分；中，50~74 分；差，<50 分。详见附录十一。

八、颈椎病治疗成绩评分量表

颈椎病治疗成绩评分量表由四川大学华西医院康复中心参照日本整形外科学会 1984 年制订的"腰椎疾患治疗成绩评分表"中针对颈椎功能的评定标准并于 2000 年起在临床进行试用。

此量表包括自觉症状、临床检查、日常生活动作三大项目。每个分项目都有级别评分，最高总评分为 27 分。根据治疗前后评分，同时计算改善指数及改善率。详见附录十二。

九、奥斯沃斯特里功能障碍指数问卷表

奥斯沃斯特里功能障碍指数问卷表（ODI）主要应用于下腰背痛如腰肌劳损、腰椎间盘突出症、腰椎管狭窄症、胸腰椎骨折、第三腰椎横突综合征、腰椎滑脱症等疾病的评定。

此问卷表由 10 个问题组成，被检者可在 5 分钟内完成测试，1 分钟就能计算出分数。包括疼痛的程度、生活自理能力、提物、步行、坐、站立、睡眠、性生活、社会生活、旅游 10 个方面的情况，每个问题 6 个选项，每个问题的最高得分为 5 分，选择第一个选项得分为 0 分，依次选择最后一个选项得分为 5 分，如果 10 个问题都做了问答，记分方法是：实际得分/50（最高可能得分）×100%，如果有一个问题没有回答，则记分方法是：实际得分/45（最高可能得分）×100%，以此类推，得分越高表明功能障碍越严重。详见附录十三。

第五节 损伤常见症状的评定

一、疼 痛

（一）基本概念

疼痛是一种不愉快的感觉和情绪上的主观感受，表现在对实际或潜在的组织损伤刺激所引起的情绪反应。根据疼痛的持续时间，可分为以下几类。

（1）急性疼痛：疼痛时间通常在 1 个月以内。

（2）慢性疼痛：疼痛时间通常在 6 个月以上。

（3）亚急性疼痛：疼痛时间介于急性疼痛和慢性疼痛之间，约 3 个月。

（4）再发性急性疼痛：疼痛是在数月或数年中不连续的有限的急性发作。

（二）疼痛评定方法

1. 疼痛部位的评定 通常采用 45 区体表面积图、疼痛示意图及颜色笔等。45 区体表面积图将人体表面分为 45 个区域（前 22，后 23），每一区域有该区号码，让患者用不同颜色或符号将相应疼痛部位在图中标出。具体评分标准如下：涂盖一区（即便为局部）为 1 分（每一区不论大小均为 1 分，即便只涂盖了一个区的一小部分也评 1 分），未涂为 0 分，总评分反映疼痛区域。不同颜色或不同符号表示疼痛强度，如用无色、黄色、红色和黑色（或"—""○""□""△"）分别表示无痛、轻度疼痛、中度疼痛和重度疼痛。最后根据各疼痛区域占整个体表面积的百分比计算患者疼痛占体表面积的百分比。本评定适用于疼痛范围较广的患者，不适用于头痛及精神病患者疼痛的评定。

2. 疼痛强度的评定

（1）视觉模拟量表法（visual analogue scale，VAS）：又称目测类比量表法。VAS 通常采用 10cm 长的直线，按毫米画格，两端分别表示"无痛"（0）和"极痛"（10）。被检者根据其感受程度，用笔在直线上画出与其疼痛强度相符合的某点，从"无痛"端至几号之间的距离即为痛觉评分分数。

一般重复两次，取两次的平均值。VAS是目前最常用的疼痛强度评定方法。

（2）口述分级评分法（VRS）：由一系列用于描述疼痛的形容词组成，也称为言语评价量表，描述词以疼痛从最轻到最强的顺序排列。有4级评分法、5级评分法等。如将疼痛用"无痛""轻微痛""中度痛""重度痛""极重度痛"表示。

（3）11点数字评分法：以无痛的0依次增强到最剧烈疼痛的10的11个点来描述疼痛强度。被检者根据个人疼痛感受在其中一个数处做记号。

3. 压力测痛法 此法用于需要对疼痛的强度（如痛阈、耐痛阈）进行评定的患者，特别适用于肌肉骨骼系统疼痛的评定。存在末梢神经炎的糖尿病患者、凝血系统疾病患者、有出血倾向的患者则禁用。

使用压力测痛计在患者手指关节等处逐渐施加压力，并听取患者反应。然后记录诱发疼痛出现所需的压力强度（单位：N或kg/cm^2），此值为痛阈。继续施加压力至不可耐受时，记录最高疼痛耐受度所需的压力强度，此值为耐痛阈。

4. 疼痛性质的评定 适用于需要对疼痛特性进行评定的患者、合并存在疼痛心理问题者。简化McGill疼痛问卷（SF-MPQ）由11个感觉类和4个情感类对疼痛的描述词，以及现时疼痛强度和VAS组成。所有描述词可根据个人感受选择"无痛""轻度痛""中度痛""重度痛"。详见附录十四。

二、肢 体 肿 胀

（一）基本定义

肢体肿胀是由于伤后血管破裂、出血及组织液渗出而致，又由于损伤周围组织反射地引起血管壁渗透性增加而引起组织水肿，水肿可引起静脉和淋巴回流障碍并影响正常的血液供应，从而使肢体肿胀加剧，严重者可形成水疱，有时甚至覆盖整个肢体，严重者可导致肌肉坏死和缺血性肌痉挛。

（二）肢体肿胀程度分级

0级肿胀表现为肢体没有肿胀，和正常肢体没有什么异常变化。

1级肿胀表现为肿胀部位较正常部位稍大，但肿胀部位的皮纹还存在。

2级肿胀表现为肿胀部位的皮纹消失，用手指按压肿胀部位，可有明显凹陷。

3级肿胀表现为肿胀部位的皮温消失，可同时出现散在分布的张力性水疱，局部可出现疼痛症状，而且疼痛比较明显。

（三）肢体围度测量

常用皮尺测量肢体的围度（或周径），以了解肌肉肿胀程度及有无萎缩。

注意事项：测量时被检者应充分放松被测患肢的肌肉；对比较长的肢体可以分段测量，以皮尺在皮肤上可稍移动的松紧度为宜（上下移动不超过1cm）。皮尺的放置应与肢体的纵轴垂直，不可倾斜，测量点应放在肌肉最粗壮处。同时，需要用同样的方法，在肢体的同一水平测量健侧肢体的围度，对两侧的测量数值进行比较。

1. 上臂围度 患者上肢在体侧自然下垂，分别测量肘关节、肘横纹上5cm、肘横纹上10cm处的围度。

2. 前臂围度 患者将前臂放在体侧自然下垂，分别测量腕关节、尺骨茎突上5cm、尺骨茎突上10cm处的围度。

3. 大腿围度 患者下肢稍外展，膝关节伸展，分别测量髌骨上缘、髌骨上缘5cm、髌骨上缘10cm、髌骨上缘15cm处的围度。

4. 小腿围度 患者下肢稍外展，膝关节伸展，测量髌骨下缘、髌骨下缘5cm、髌骨下缘10cm、踝关节处的围度。

（四）查体重点

（1）检查确定是局限性肿胀还是全肢肿胀。

（2）肿胀肢体有无浅表静脉曲张。上肢肿胀要检查肩部、锁骨上及患侧前上臂等部位有无浅静脉曲张；下肢肿胀要检查下腹部有无浅静脉曲张。

（3）肿胀肢体侧有无淋巴结肿大。

（4）肢体肿胀与平卧、下垂的关系。

（5）肿胀肢体有无色素沉着、溃疡。

（6）肢体肿胀是凹陷性或非凹陷性。

三、瘀　　斑

（一）基本定义

瘀斑是指皮肤表面红色或紫色出血斑，直径超过 5mm，是皮肤黏膜出血的一种类型，通常是由机体的止血或凝血功能发生障碍导致的。损伤或手术后出血直接渗入肌肉组织间隙，一段时间内持续的出血也会进入筋膜和组织间隙，随着重力作用逐渐渗入皮下组织，形成瘀斑。

中医认为筋骨、血脉受损，血不循经，溢于脉外，部分流失、部分瘀滞于里，积聚于肌腠，为血肿；聚于皮下，成青紫瘀斑，积而为瘀；瘀而不通，不通则痛，致肢体肿胀。

（二）瘀斑诊断与评定

皮肤颜色青紫或深红色，或有硬结，见于伤口周围及患者四肢皮肤，以目测方式确诊。

临床采用手掌法对瘀斑面积进行估算，并根据估算结果进行分级，观察患者全身瘀斑形成情况，患者五指并拢一个手掌面积代表体表总面积的 1%，五指分开代表 1.25%，瘀斑面积占体表总面积百分比<1.25%为轻度，1.25%～5%为中度，>5%为重度。

或用网格状塑料软板测量，每个网格为1cm²，边缘不满方格按四舍五入计算。评分标准重度（3 分）：瘀斑深紫色，面积大于 4cm×4cm；中度（2 分）：瘀斑紫色，面积大于 2cm×2cm；轻度（1 分）：瘀斑淡紫色，面积小于 2cm×2cm；无瘀斑 0 分。

另外还需了解瘀斑初次出现及高峰时间，瘀斑形态、颜色，2 周内瘀斑消退情况，检查抗 Xa 因子活性，以及了解瘀斑发生的危险因素，如年龄、性别、有无高血压或糖尿病等基础疾病史、激素类药物使用史、手术史等。

四、麻　　木

（一）基本定义

麻木是患者皮肤、肢体出现蚁行感、电击感，肌肉不仁，掐按之不觉、痛痒不清，感觉异常的一类感觉障碍性疾病。

西医对其诊断认为本病由缺乏营养、代谢性障碍、中毒、血管神经性病变及其他原因引起。中医对肢体麻木的认识归属于"痹证""中风"范畴，医家王清任认为麻木之症，为元气不足与凝血瘀阻导致的肢体远端失之濡养所致。

（二）评定方法

麻木的评定方法主要分为两种，一种是根据患者的主观感觉对其程度进行半定量评价，另一种则是应用电生理仪器对患者麻木部位的神经进行测试。

1. 主观评定

（1）数字麻木感积分：这是一种通用的对患者麻木程度的评价方法，对部位没有严格的限制。此法是在一张纸上画出一条长 10cm 有刻度的直线，0 代表没有麻木，10 代表特别麻木，让患者在 0~10 对自己的麻木感进行定位，标出能代表自己麻木程度的相应位置。其中 0~2 代表优，3~5 代表良，6~8 代表可，8~10 代表差。且利用数字麻木感积分，可以对临床治疗前、后的分数进行比较，较为客观地评价治疗效果。

（2）感觉功能检查：包括对浅感觉、深感觉及复合感觉的检查。在麻木检测与评价中，常用的检查方法是痛觉检查及两点辨别检查。痛觉检查是用尖锐的物体轻轻触碰感觉异常的部位，询问患者是否疼痛。为防止患者将触觉及痛觉混淆，可交替使用钝器及锐器刺激感觉异常部位，并与对侧进行比较。两点辨别觉是一种复合感觉，在神经功能恢复评定中起着重要作用。感觉恢复初期，两点之间的距离显著高于正常两点之间的距离。随着神经功能的恢复，两点之间的距离越来越小，与正常值之间的差距也逐步缩小。其方法是在闭目状态下，用圆规的两个脚对感觉异常处进行刺激，检测辨别两点的情况，然后缩小两点之间的距离，直到感觉为一点，测量两者之间的距离，并与对侧比较。

（3）量表法：详见附录十五。

2. 客观评定　由于皮肤感觉是由完整的神经传导通路传递的，因此对麻木患者的检测在多数情况下是对神经通路完整性的检测，其中常用的方法是神经传导检查、电流感觉阈值、体感诱发电位、定量感觉检查及皮肤交感反应等。

第六节　常见运动功能障碍的中医证候评定

骨伤科常见运动功能障碍包括疼痛、痉挛、挛缩、僵硬、关节活动障碍、肿胀、软弱无力、肌肉萎缩等。中医证候是机体在疾病发展过程中的某一阶段的病理概括，包括内在病变原因、性质，以及内外并存的病变部位和邪正关系。对于骨伤科常见运动功能障碍的中医证候评定包括气血、脏腑、筋骨、经络、痹痿等几个方面。

一、气　血

（一）气血的生理功能

气血运行周身，是人类生长发育的重要物质基础，通过对皮肉筋骨及五脏六腑的滋养而发挥作用。气推动血沿着经脉而循行全身，以营养五脏、六腑、四肢、百骸。两者相互依附，周流不息。血的循行靠气的推动，气行则血运行，气滞则血瘀。反之血能载气，大量出血必然导致"气随血脱"，血溢于外，成为瘀血，气亦必随之而滞，两者之间相互依存。

（二）骨伤科运动功能障碍的气血辨证

骨伤科功能障碍疾病与气血的关系十分密切，当人体受到外力伤害后，常导致气血运行紊乱而产生一系列病理改变。主要辨证分型包括以下几种。

1. 气血两虚　症见神疲乏力、少气懒言，自汗，面色淡白或萎黄，口唇、眼睑、爪甲颜色淡白，头晕目眩，心悸失眠，形体消瘦，功能障碍部位伤痛绵绵不休，肢体僵硬、活动不利，功能长期不能恢复，舌质淡白，脉细无力。在骨伤科疾病中某些慢性损伤、严重损伤后期、体质虚弱和老年患者均可见。

2. 气虚血瘀　症见面色淡白或面色暗滞，倦怠乏力，少气懒言，胸胁或其他损伤部位肿痛、疼痛如刺，痛处固定不移、拒按，舌淡暗或有紫斑、紫点，脉涩。

3. 气滞血瘀　症见局部胀闷走窜疼痛，甚或刺痛，疼痛固定、拒按；或有肿块坚硬，局部青紫肿胀；或有情志抑郁，急躁易怒；或有面色紫暗，皮肤青筋暴露；舌质紫暗或有紫斑、紫点，脉弦涩。

二、脏　腑

（一）脏腑的生理功能

脏腑是化生气血，通调经络，营养皮肉筋骨，主持人体生命活动的器官。脏与腑的功能各有不同。脏的功能是化生和储藏精气，腑的功能是腐熟水谷、传化糟粕、排泄水液。

（二）骨伤科运动功能障碍的脏腑辨证

骨伤科运动功能障碍与脾胃、肝、肾关系最为密切。脾胃为气血生化之源，五脏六腑、四肢百骸均依赖于脾胃运化的水谷精微充养；脾胃失调，可导致气血生化之源不足，不能滋养筋骨和肌肉。肝藏血，主筋，肝血充足则筋脉得以濡养，能够灵活运动；肝血不足，可致肝失条达，造成筋脉失养，表现为肢体麻木、挛急或疼痛。肾藏精，精生髓，髓养骨，骨的生长、修复有赖肾中精气的滋养和推动；若肾气不足，肾精亏虚，则骨髓生化乏源，不能濡养筋骨，遭受损伤后容易迁延难愈。主要辨证分型包括以下几种。

1. 肝血亏虚　症见头晕目眩，爪甲不荣，肢体麻木，肌肉痉挛、挛缩，失眠多梦，面唇淡白，舌淡苔薄白，脉细。

2. 肝阳上亢　症见急躁易怒，眩晕耳鸣，头目胀痛，面红目赤，失眠多梦，舌红少津，脉弦有力或弦细数。

3. 脾气不足　症见不欲饮食或纳少，腹胀，便溏，神疲乏力，少气懒言，肢体倦怠，肌肉萎缩，软弱无力，或浮肿，或消瘦，面色萎黄，舌淡苔白，脉缓或弱。

4. 肾虚　症见腰膝酸软而痛，劳累更甚，功能障碍不易康复。偏阳虚者面色白，手足不温，少气懒言，腰腿发凉，或有阳痿、早泄，妇女带下清稀，舌质淡苔白，脉沉细。偏阴虚者，咽干口渴，面色潮红，倦怠乏力，心烦失眠，多梦或有遗精，妇女带下色黄味臭，舌红少苔，脉弦细数。

三、筋　骨

（一）筋骨的生理功能

筋是筋络、筋膜、肌腱、韧带、肌肉、关节囊、关节软骨等组织的总称。筋的主要功用是联属关节，络缀形体，主司关节运动。《灵枢·经脉》曰"筋为刚"，言筋的功能坚劲刚强，能约束骨骼。《素问·五脏生成》曰"诸筋骨皆属于节"，说明人体的筋都附着于骨上，大筋联络关节，小筋附于骨外。《杂病源流犀烛·筋骨皮肉毛发病源流》中曰"筋也者，所以束节络骨，绊肉绷皮，为一身之关纽，利全体之运动者也，其主则属于肝""所以屈伸行动，皆筋为之"。因此，筋病多影响肢体的活动。

骨属于奇恒之腑，《灵枢·经脉》曰："骨为干。"《素问·痿论》曰："肾主身之骨髓。"《素问·脉要精微论》又曰："骨者，髓之府，不能久立，行则振掉，骨将惫矣。"指出骨的作用，不但为立身之主干，还内藏精髓，与肾气有密切关系，肾藏精、精生髓、髓养骨，合骨者肾也，故肾气的充盈与否能影响骨的成长、壮健与再生。反之，骨受损伤，可累及肾，两者互为影响。肢体的运动，有赖于筋骨，而筋骨离不开气血的温煦濡养，气血化生，濡养充足，筋骨功能才可劲强；筋骨又是肝肾的外合，肝血充盈，肾精充足，则筋劲骨强。

（二）骨伤科运动功能障碍的筋骨辨证

1. 筋伤 在骨伤科疾病中，筋每首当其冲，受伤机会最多。在临床上，凡扭伤、挫伤后，可致筋肉损伤，局部肿痛、青紫，关节屈伸不利。即使在"伤骨"的病证中，如骨折时，由于筋附着于骨的表面，筋亦往往首先受伤；关节脱位时，关节四周筋膜多有破损。慢性劳损，亦可导致筋的损伤，如"久行伤筋"，说明久行过度疲劳，可致筋的损伤。筋伤所致功能障碍，表现为局部软组织疼痛、肿胀、痉挛等。临床上筋伤机会甚多，其证候表现、病理变化复杂多端，宜细审察之。

2. 骨伤 在骨伤科功能障碍中所见的"伤骨"病证，包括骨折、脱位、骨痿等骨的病理变化。伤后出现肿胀、疼痛、活动功能障碍，并可因骨折位置的改变而有畸形、骨擦音、异常活动等为伤骨；慢性疾病如膝骨关节炎出现骨端硬化、增生及疏松、囊状变等，都是伤骨的表现。

3. 筋骨同病 筋伤与骨伤多同时出现，筋骨在结构上相互联系，功能上相互协调，生理上相互为用，在病理上也相互影响，《医述·医学溯源》曰："骨为本，筋束骨……—有损坏则屋敝，—有伤缺则屋颓矣。"筋的收缩带动骨的活动，筋靠骨的承载作用而不超出正常活动范围，两者任一系统的异常均会影响整体正常的结构与功能，若筋损无力束骨，动态平衡打破，骨则痿软不用，发为骨病，而骨痿则会导致筋无所束，日久则发为筋病，最终导致筋骨同病的结局。

四、经　络

（一）经络的生理功能

经络是运行全身气血，联络脏腑肢节，沟通上下内外，调节体内各部分功能活动的通路，包括十二经脉、奇经八脉、十五别络及经别、经筋等。每一经脉都连接着内在脏腑，同时脏腑又存在相互表里的关系。所以在骨伤科疾病的发展和传变上也可以由于经络的联系而相互影响。

（二）骨伤科运动功能障碍的经络辨证

经络内联脏腑，外络肢节，布满全身，是营卫气血循行的通路。《灵枢·本脏》曰："经脉者，所以行血气而营阴阳，濡筋骨，利关节者也。"指出经络有运行气血、营运阴阳、濡养筋骨、滑利关节的作用。所以经络一旦受伤就会使营卫气血的通路受到阻滞，出现疼痛、关节活动屈伸不利、肿胀等功能障碍。经络的病候主要有两方面：一是脏腑的损伤病变可以累及经络，经络损伤病变又可内传脏腑而出现症状；二是经络运行阻滞，会影响它循行所过组织器官的功能，出现相应部位的证候。正如《杂病源流犀烛·跌仆闪挫源流》中曰"损伤之患，必由外侵内，而经络脏腑并与俱伤""亦必于脏腑经络间求之"。因此在医治骨伤科功能障碍疾病时，应根据经络、脏腑学说灵活辨证，调整其内脏的活动和相应的体表组织功能。

五、痹　痿

（一）痹痿的含义

痹常为机体营卫失调、风寒湿热侵袭，以致经络气血为邪闭阻，症见肌肤、关节、筋骨发生酸楚、重着、疼痛、麻木、屈伸不利或关节肿大、灼热、僵硬、痉挛、挛缩，甚至强直、畸形，痹多实，多寒，为湿。结合现代医学的研究成果包括骨端增生、滑膜炎症、腘窝囊肿、韧带附着点炎症等病理表现。

痿与痹相反，痿多为营卫失常，宗气不利，脏腑亏虚、荣养不足，病变脏腑多在肺、脾，日久累及肝肾，症见肢体筋脉迟缓、软弱无力、不能随意活动，肌肉萎缩，通身不痛。痿多虚，多热，为湿热。痿以虚证为主，包括气、血、阴、阳、精亏虚。结合现代医学的研究成果包括肌肉痿软无力、关节软骨退化、骨端骨质疏松、关节囊退变、韧带松弛等病理表现。痹病日久，常可转为痿病，痿病夹实邪又常见痹之证候。

（二）骨伤科运动功能障碍的痹痿辨证

1. 痹病 按病因病性可分为寒痹、湿痹、风痹、热痹等，而按病情病状则可分为行痹、痛痹、着痹、顽痹等。主要辨证分型包括以下几种。

（1）寒痹型：症见关节肌肤触之不温，疼痛部位较深，痛有定处，喜按打叩击，疼痛较剧，得热痛减，遇寒痛增，关节活动障碍，特点是畏寒，伴纳少便溏、舌淡苔薄、脉沉弦缓。本病一年四季均可发生，多发于冬季，发病年龄以中年为多，女性多于男性。

（2）湿痹型：症见骨节皮肤疼痛重着、酸楚，或有肿胀，其部位以肌肉为主，痛有定处，肌肤麻木，手足困重，活动不便，苔白腻，脉濡缓。

（3）风痹型：症见恶风，遇风则痛，肢体酸痛，痛而游走无定处，疼痛走窜不仅限于骨节经间，还在关节周围肌肤，舌淡苔薄白而干，脉缓。

（4）热痹型：症见关节疼痛，局部灼热、红肿、痛不可触，不能屈伸，得冷则舒为特点。可涉及一个或多个关节。热邪致痹可单一出现，或热与风湿相结。主症为关节肌肉红肿热痛，其痛及皮且及骨，轻按重按均不可耐且运动障碍，特点是关节疼痛得冷则舒，舌质红，苔黄厚而干，脉数。偏风则骨节间似风走窜，病变累及多关节，恶风，汗出，舌质红，苔薄黄，脉浮数；偏湿者，多见关节肿大，按之剧痛，下肢为甚，活动障碍明显，舌质嫩红，苔黄厚腻，口渴饮水不多，口黏口淡；单纯热型者则无偏风、偏湿症状，而出现一派纯热之象。此乃湿热之邪壅于络脉，络脉瘀阻则见局部红肿热痛。

（5）顽痹型：痹证屡发不愈，形成肢体关节变形，难以屈伸，步履艰难，甚则卧床不起，肌肉瘦削，身体羸弱者多见。顽痹的治疗常从虚、从瘀、从痰及肝肾辨治，如合并痿证者则痹痿同治。

2. 痿病 是五体的共同病变，五脏皆令人痿，故有痿躄、筋痿、脉痿、肉痿、骨痿之分类。现代医学的运动神经元病、多系统萎缩、多发性硬化、重症肌无力、吉兰-巴雷综合征、脊髓损伤等疾病均属于中医学"痿证"范畴。主要辨证分型包括以下几种。

（1）骨痿型：症见腰背酸软，难以直立，下肢痿弱无力，面色暗黑，牙齿干枯等。

（2）肉痿型：症见肌肉萎弱麻痹。症见肌肉麻痹不仁，口渴，甚则四肢不能举动等。

（3）脉痿型：症见四肢关节如折，不能举动，足胫软弱，不能站立。

（4）筋痿型：症见筋膜干则筋急而挛，发为筋痿。

（郑　松、郭洁梅）

第五章　骨伤康复练功的分类及基本要求

第一节　分　类

一、按照练功的部位分类

1. 局部练功　指导患者进行伤肢主动活动，使功能尽快恢复，防止组织粘连、关节僵硬、肌肉萎缩等。如肩部练功，可练习前屈后伸、内外运旋、外展内收、手指爬墙等。下肢损伤，可练习踝关节背伸、跖屈，以及股四头肌舒缩活动、膝关节屈伸活动等。

2. 全身练功　指导患者进行全身锻炼，可使气血运行，脏腑功能尽快恢复。

二、按有无辅助器械分类

1. 无器械锻炼　不应用任何器械，依靠自身机体进行练功活动，可以改善伤肢活动度、增强肌力等。这种方法锻炼操作方便，可随时随地开展。

2. 有器械锻炼　借助辅助器械（如弹力带、哑铃等）进行练功活动，其目的主要是加强伤肢力量。弥补徒手不足，或利用其杠杆作用，或用健侧带动患侧。

第二节　练功要素

一、调身　调息　调心

康复练功要做到三调：调身、调息、调心。这三点是练功的关键要素。

（一）调身

调身是指在练功过程中，练功者对身体体位和形态的调整。根据练功者体质、所患病证的不同，可选择卧式、坐式、站式和行式等体位。通过调整身体姿态，做到姿势协调，身体各部位放松、舒适自然，进而使呼吸顺畅，思想集中，才能保证练功效果。调身是调息和调心的前提，是骨伤康复练功练习入门的基础。

调身不仅对身体体位有要求，对颈、肩、肘、腕、掌、指、胸、腹、腰、髋、膝、踝、足等各部位及关节的活动，都有详细的方法和要求，并根据疾病、功法、姿势、动作等不同而异。

调身的基本要求是形正体松，气运自然。卧、坐、行、立等各种姿势，屈、伸、摆、转、跳等各种动作，"定势"要做到中正安舒、松紧合度、大气沉稳、势正招圆；"姿势"要做到柔和缓慢、行云流水、圆活连贯；"发劲"要做到快慢相兼、节奏鲜明、松活弹抖、刚柔相济。

（二）调息

调息就是调整呼吸，主动地、自觉地调整和控制呼吸，以改变它的频率、深度、节律等，并使之逐步达到练功要求和目的。传统功法中吐纳、练气、调气、服气、食气、发声、拍打等，均属于调息的范畴。

练功调息的常用方法主要有两种：一种是深呼吸法，并不改变平常胸腹混合式呼吸的原有方式，只是把呼吸变得深长缓慢一些，吸气时，胸廓慢慢扩张，腹部微微隆起，呼气时，胸廓慢慢回缩，腹部随之略有内收；另一种是腹式呼吸法，把常人的胸腹混合式呼吸调整为单纯的腹式呼吸，吸气时，横膈膜下降，腹部尽量扩张，呼气时，横膈上移，腹部尽量内收。腹式呼吸的气息出入，远比平常呼吸更为缓慢，更为深长。要求达到均匀、细慢、深长。均匀就是不能时快时慢；细慢就是呼吸柔细缓慢，出入绵绵，自然悠畅；深长就是气贯丹田，随着腹式呼吸的形成，深吸气时，横膈下降幅度增大，挤压腹腔器官，产生下行之力，这时再微微运用意念诱导，促使吸入之气下行入腹，出现气贯小腹丹田的感觉。

调息的基本要求是均匀、细密、柔和、深长。但要遵循顺其自然、循序渐进的原则，切忌刻意追求、生搬硬套。调息是在形正体松、心神安静的基础上，通过长期练习而逐步达到形、气、神三者合一的状态，此时不调息而息自调，呼吸自然会变得均匀、细密、柔和、深长。

（三）调心

调心就是调节心神，就是对自我精神意识和思维活动主动自觉地进行调整和控制，并使之逐步达到练功的要求和目的。调心是练功"三调"中最重要的环节，因为在练功中，无论是以调整动作姿势为主的调身，还是以调整呼吸吐纳为主的调息，都是在意识的指挥和参与下进行并最终完成的。

调心要求排除杂念，集中精力，精神内守，放松安宁，达到入静的境界。入静有三个阶段，初步入静，表现为心平气和，情绪平定，精神集中，杂念减少，对于内外刺激的反应也有所减弱；进一步入静，思绪更加净化，心息相依，心神宁静，意念专一；入静再深入发展，就觉得恬静虚无，轻飘飘达到一种美妙无比的境地。入静后的感觉，因人而异，古人归纳有八触景象和十六触景象。对于任何一种景象，都不要刻意追求，一切任其自然，继续练功。入静后可使头脑清晰、心情舒畅、精神安定。

调心的方法，归纳起来，可大致分为两类：以一念代万念的意守类，意即意念，守即相守不离，意守就是摄心归一、专其一处，把全部注意力集中到某一处而相守不离，借以排除胡思乱想的杂念，逐步达到练功的要求和目的；以念制念的存想类，是在调身、调息及基本安静状态下，把注意力集中或存放在预先已设定好的"目标"上，这个目标是一套既定的"程序"，通过运用这种有序化意念思维的"正念"，来不断排除杂乱无章、胡思乱想的"杂念"，以达到练功要求和目的。

二、练功内容和强度

确定练功内容，制订锻炼计划，首先应辨明病情，估计预后，因人而异，因病而异，根据伤病的病理特点，在医护人员指导下选择适宜各个时期的练功方法，尤其对骨折患者更应分期、分部位对待。

练功的强度，在明确练功方法和内容后，强度应循序渐进，由不动变为小动，由小动变为大动，逐渐提高锻炼强度，扩大活动范围，以练功后自觉舒适为度，如症状加重则不正确了。

三、练功频率和持续时间

每天练功的次数和每次练功时间的长短，应该根据自身的体质、病情、练功的进度等因素决定，不要强求一致。正确的方法是每次练功做到留有余力、留有余兴，以不感到疲劳为度。

功法练习的次数和练习量并不是越多越好，而应该适当安排，具体从以下三个方面考虑。

（1）根据自身练功时间多少或身体体质强弱来确定，若练功时间充裕，身体体质较好，重复练习或一日数次练习均可；若时间较少或体质较弱，一日练功一次较好。

（2）根据自身感受来衡量练功的次数和数量，若练功后身体舒适、心情愉悦，或稍有疲劳，说明时间和数量合理；若练功后身体有明显不适感，则反映身体已处于疲劳状态，说明练功的时间过长或次数过多。

（3）患有慢性疾病或运动功能障碍者为了避免练功后病情加重，每次练功时间不宜过长，可以采用分散练功的方法，即根据自身的生活规律，在一天内分段练习。

具体来说，一般情况每天练2～3次，每次30分钟左右。初学者可根据功法的不同从几分钟或十几分钟逐渐延长。以治疗疾病为目的时，根据病情的不同，每天练功的次数可以根据具体情况适当增加，每次练功的时间也可以根据具体情况适当延长；以保健为目的时，可用提高锻炼强度和练功的效果来代替增加练功次数和延长练功的时间。

四、练功时间选择

有些功法要求在特定时间做，认为效果更好，但对于现代社会人群来说难以做到，因此不必过于拘泥。若条件允许，每天利用特定时间练功，如清晨或睡前，可形成功法特有的条件反射，有助于获得更佳的练功效果。晨起练功，全天精神振作，精力充沛，头脑清晰，情绪高涨，对于开始一天的生活工作很有益处；晚上临睡前练功，可解除疲劳，平稳心性，有助于迅速进入较好的睡眠状态；当然也可以利用工作之余或在疲劳之后练习片刻。

五、练功的部位及范围

上肢练功的主要目的是恢复手的功能，凡上肢各部位损伤，均应注意手部各指间关节、指掌关节的早期练功活动，特别要保护各关节的灵活性，以防关节发生功能障碍。下肢练功的主要目的是恢复负重和行走功能，保持各关节的稳定性。在机体的活动中，尤其需要依靠强大而有力的臀大肌、股四头肌和小腿三头肌，才能保持正常的行走。脊柱练功部位以颈椎和腰椎为主，为促进和加强从颈椎骨到腰椎骨末端的整个脊柱的平衡、力量及柔韧性，着重练习脊柱的屈伸、侧屈及旋转运动，拉伸脊柱两侧的软组织，加强脊柱的稳定性。

第三节　练 功 原 则

一、明确病情，选练合理

疾病治疗前须明确诊断，是必须遵循的基本原则。练功前也必须对病情有全面的了解，尤其是对伤病肢体活动范围和活动能力的评估，根据患者体质、伤病发生部位、患病时间、损伤的性质和类型、病情的轻重缓急等，选择正确的练功方法、适当的练习次数和强度，才可避免练而无功或出现不良作用。同时由于肢体的生理功能不同，如上肢主要在灵巧，下肢主要在负重，其练功的具体要求和侧重点也不一样，在练功过程中也应注意。

二、循序渐进，贵在坚持

练功过程中要严格掌握循序渐进的原则，是防止加重损伤和出现偏差的重要措施。练功时动作应逐渐增加，次数由少到多，动作幅度由小到大，锻炼时间由短到长。

练功疗法要求患者有信心和耐心，坚持下去，始能收效，千万不可一曝十寒，徒劳无功；不能图快或贪一时之功，盲目增加练功强度和次数，甚至采用不合适的被动活动，过犹不及，造成不良后果。在练功过程中，关节活动范围的增加和肌力的增强，是互相促进的，关节活动范围的锻炼和肌肉力量的训练同样重要，不可偏废。动作正确，只是解决了练功的姿势问题，而正确的姿势与力量的结合，才能达到练功的质量要求，此非一日之功。基本顺序为先求得姿势正确，再逐步达到力量要求，获得良好的练功效果。

三、动静结合，主动为主

动和静是对立统一的，动是绝对的，静是相对的，静是为了更好的动，动也是为了更好的静，两者之间体现了辩证关系。静，是使伤肢得到休养，有利于损伤组织的修复和肢体功能活动的恢复。但如果肢体缺乏必要的活动，势必造成循环瘀滞，新陈代谢减弱，关节囊、韧带、筋膜和肌肉等发生弹性降低、挛缩、变性和粘连等一系列改变，不利于伤肢康复。而适当的活动，可使肢体得到一定程度的锻炼，促进血液循环，加强新陈代谢，恢复组织性能，解除组织间粘连，从而使伤病得到更快康复。由此可见，在损伤肢体的康复过程中，动是积极的。动静结合，取长补短，相辅相成，这种合乎正常生理活动的动态平衡的建立，便是练功的基本法则。练功主要在于发挥患者的主观能动作用，利用机体潜在的能力来达到治疗目的。因而应积极主动地练功，并力求意、气、力俱到，起到局部与整体并重的效应。

第四节　注意事项

（1）练功时应思想集中，全神贯注，动作缓而慢。

（2）定期随访，定期复查不仅可以了解患者病情和功能恢复的快慢，还可随时调整练功内容和运动量，修订锻炼计划。

（3）练功过程中，对骨折、筋伤患者，可配合热敷、熏洗、搽擦外用药水、理疗等方法。

（4）练功过程中，要顺应四时气候的变化，注意保暖。

（刘　宇）

第六章　全身练功法

第一节　静　功

中医骨伤科的练功，现又称功能锻炼，是中医骨伤科治疗损伤性疾病的重要方法之一。

静功，养生术语，相对于动功而言，指肢体不运动的功法。为气功及武术的常用功法。《保生秘要》曰："所以《素问》首卷论曰：恬淡无为，敛神内守。盖以静功调养真气。"静功是骨伤练功中重要的组成部分，主要分为坐功和卧功。在练功的过程中，应当注意精神内守，《素问·上古天真论》有云"恬淡虚无，真气从之，精神内守，病安从来"。静功的目的，在于入静，是指身心安静下来。为了达到入静的要求，首先必须去除一切杂念，这是静功筑基最为关键的一大原则。

目前，静功疗法在骨伤科临床中已被普遍应用，在骨与关节损伤的治疗中，尤其在损伤后活动不便患者的康复治疗中，占有极其重要的地位，并被列为这些损伤的基本治法之一，也是骨科手术后康复治疗的重要手段。

一、坐　功

（一）基本要领

1. 放松入静　在静坐练功过程中做到放松，注意摆好静坐练功姿势，姿势不端正会影响身体放松，并影响入静。

2. 调息行气　调息行气，注意腹式呼吸，这是静坐练气的关键，是内气聚集、储存、发动的要领。

3. 意气相随　意气相随，以意行气，是积蓄和调动内气的基本要领。

4. 精神内守　精神内守至恬淡虚无，发挥意念的作用，在练功过程中更利于放松、入静，是促进真气积蓄储存的基本要领。

5. 练养相兼　静坐练功时，要动静结合，练养相兼。静坐姿势，由半跏趺坐姿、跏趺坐姿和自然跏趺坐姿构成，并可在此基础上衍生出其他形式的坐姿等。

（二）方法

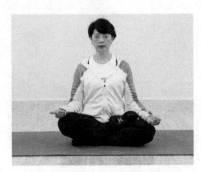

图 6-1　半跏趺坐

1. 半跏趺坐　即单盘腿坐。两腿盘起，一条腿盘在下边，另一条腿放在上面，在上面的脚心斜向上。两手互相轻握，置于小腹前或分放于大腿上（图 6-1）。

2. 跏趺坐　即双盘腿坐。两腿盘起一腿在下，另一腿在上，将在下面的脚微搬起，放在上面腿的膝上，使两脚心都向上，两腿交叉呈倒"8"状，两膝与尾骨（古称"尾闾"）构成三角形，支撑全身体重；两侧大腿分开，小腿交互盘叠，呈一正三角形，身体重心落在三角形之中。两手互相轻握，置于小腹前或分放于大腿上（图 6-2）。

3. 自然跏趺坐　即自然双盘腿坐，也称为散坐式或驾马式。上半身和跏趺坐相同，唯臀部微垫高，两腿屈膝盘起。两手互相轻握，置于小腹前或分放于大腿上（图6-3）。

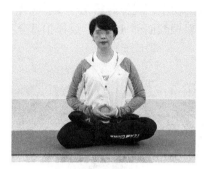

图6-2 跏趺坐

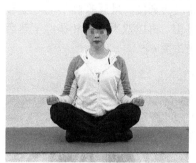

图6-3 自然跏趺坐

以上三种基本的静坐姿势中，初学者或骨折康复期的患者一般采用自然跏趺坐，待练到腰膝筋肉柔软后，可用半跏趺式。半跏趺坐式练功，持续一段时间达到预定行气效果，腰腿筋肉柔软性进一步增加之后，即可采用跏趺式。需要注意的是，静坐最终应采用跏趺坐，才可获得较大功力和效果。因为跏趺坐法姿势安稳，气机比较容易汇聚，力壮势雄，犹如盘龙之态。长久练功，气机也不易散乱，对维持长久的静坐状态有利。

4. 丹田混元功 是修炼功法的基础功，也称为筑基功。它具有简练、易行，调动内气快，功效发挥好的特点。丹田混元功中的太极混元手印是一个充满了生机的圆，圆有着无限的生命力，它贯穿整个练功过程。手印通过对气道进行圆的运动，调节人体阴阳、脏腑、经络、气血，甚至生命的新陈代谢也在这种圆的运动中得到了积极的调节。丹田混元功通过混元手印的圆促进真气充盈、气机内动，发挥疏通气道，培补精、气、神的作用。加强人的心理、生理的功能，促进生命的延续，使人进入一种身心特别健康的功能态。

丹田混元功还特别注重在肚脐前，手握太极混元手印。按传统说法是太极生阴阳，即手印太极与腹部太极共处一体，从而产生阴阳二气。"脐"位于腹部太极的中心，是人体先天之本源，后天之根蒂。在先天状态的孕育过程中，脐是为胎儿供血、供氧及输送营养的唯一通道，并维持着胎儿的生命活动。在后天状态的生长过程中，脐虽是一个退化的器官，但不是一个孤立的蒂结，它与人体的经络气道、气血脏腑、四肢百骸、皮毛骨肉都有着极为密切的联系，所以脐有"上至百会，下至涌泉"的效力。脐又称为神阙穴，是任脉的主要穴位。任脉为阴脉之海，与督脉、冲脉"一源而三歧"，联系周身经脉，故中医有"脐通百脉"之说。脐还在疾病的发生、发展及转归方面具有重要作用。可见，脐在人的生命运动过程中，占有重要的位置，有着独特的应用价值。因此，丹田混元功注重在肚脐前结印，通过手印激发神阙穴的开阖，又通过神阙穴向下丹田输送真气，以强壮精、气、神。

（1）动作：松静自然，神态安详，双目垂帘，舌抵上腭，心平气和地以自然盘、单盘或双盘的姿势坐好。悬顶弛项，含胸拔背，沉肩坠肘，双手相握成太极混元手印，合抱于肚脐前（图6-4）。

（2）呼吸：呼吸自然。

（3）意念：吸气时意念宇宙中的金色的能量源源不断地从全身毛孔进入小腹，呼气时意念小腹有一个金光闪闪的火球。

（4）时间：行功时间以30分钟为宜。以子、午、卯、酉四时练功为佳。

（5）收功：两手同时由外向内将天地之气搂抱合于肚脐。意念：双手收气全凭心意用功，静心想着收气，静心看着收气，静心听着收气。36次后，双掌从身体两侧托起，在头顶上合十，下降到下丹田处，将双掌分开，掌心向内。男性以左掌心贴于腹部，右掌心贴于左掌背；女性以右掌心贴于腹部，左掌心贴于右掌背。

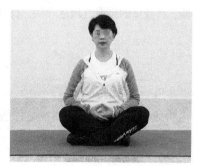

图6-4 丹田混元功

屏息，微提肛，双掌绕丹田转 36 圈，男性顺时针绕转；女性逆时针绕转；绕圈时用意不用力，圈由大到小，绕速由快到慢，最后寂静不动。随着绕圈动作，观想浩然元气发着亮光，充满丹田，后随转动愈小愈坚实。再以双手掌互相搓擦至热后，轻擦颜面部 18 次，放松拍打全身肌肉，缓行放松十余步后功毕（图 6-5）。

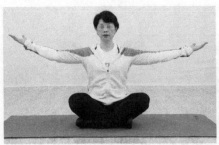
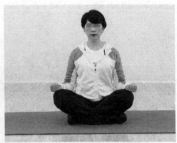

图 6-5 丹田混元功（收功）

二、卧　功

（一）侧卧式

1. 动作　右侧卧，两腿血海穴相贴，下腿略直，右手在脸侧，左手在左髋处（图 6-6）。

2. 意念　静卧听息，意想自己似在一荷叶中静卧，似一静卧之龙，周身毛孔似灵猫之感，遂有翻江倒海之意。

3. 作用　保精安神，活血养气，提高自身机体的修复力。特别适合骨折受伤初期的患者。

（二）仰卧式

1. 动作　仰面向上，平卧于床上，手在体侧，两手心向下，入静（图 6-7）。

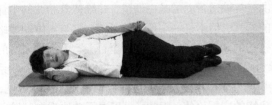
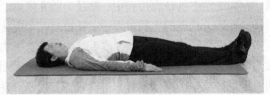

图 6-6 侧卧式　　　　　　　　　　　　　　　　　图 6-7 仰卧式

2. 意念　意想下丹田处。从天边，通过周身毛孔吸气到下丹田，再从下丹田呼气，通过周身毛孔外放到天边。一吸一呼为一息，共 24 次，静卧片刻，侧身休息。

3. 作用　肺主气司呼吸，朝百脉主治节，在体合皮，其华在毛。周身皮肤毛孔为人体第二大呼吸器，对身体的排泄起疏通作用。打开毛孔，对修炼内功中神的应用及骨伤触摸劲的提高有重要的意义。

第二节　桩　功

"桩"是树桩的意思，"功"是功夫。武林界有一句俗语，"练拳不练桩，到老一场空"。桩功是内功的主要功法之一。站桩是骨伤练功的入门功夫，是练功的基础。通过站桩，使人呼吸通畅、血液旺盛，能强健筋骨、润养肌肤、疏通经络，使身体各个系统得到调整。还可以吐故纳新，促进体内各系统的新陈代谢，增强人体的柔韧性和灵敏度，改善先天和后天的不足，达到养生健体之目的。

桩功以站式为主，肢体保持某种特定的姿势，使全身或某些部位的松紧度呈持续的静力性的运动状态，从而增强体能，预防疾病，治疗各种慢性疾病等，是各门各派武术的基础功法。《素问·上古天真论》中就有"上古有真人者，提挈天地，把握阴阳，呼吸精气，独立守神，肌肉若一，故能寿敝天地"的记载。

站桩既可以养生益气，又可以培养人体本身的潜能，还可以蓄劲力于全身，为骨伤的手法打下基础。古往今来，骨伤大家无不受过严格的桩功训练。桩功在骨伤科中具有促进骨折愈合、濡养患肢关节筋肉、避免关节粘连、预防骨质疏松等功效。桩功分为混元桩和功力桩两类。

一、混 元 桩

1. 动作　两脚平行与肩同宽，双臂慢慢抬起与肩平，肘略低于肩，两臂在胸前成环形，意念双手在胸前抱两个气球。手摆好后，十手指间如夹香烟般分开。臀部如坐高凳，膝部微屈前顶，使习练者尾闾中正，下元充实，重心平稳。各部大小关节似曲非曲、似直非直，保持滑利平衡，全身放松。两眼似闭非闭如垂帘，也可双目自然睁开，向前平视，但必须要神光内敛（不要注视任何目标，要漠然视之，即视而不见之意）。耳不听外界声音，意不外思，神不外泄。如身体虚弱、有神经衰弱或癔症的患者应将眼稍微睁开（图6-8）。

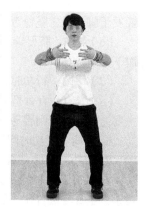

图 6-8　混元桩

2. 呼吸　呼吸自然。

3. 意念　练功时，先意守丹田3~5分钟后，采用顺呼吸法进行缓慢、柔和、自然的呼吸，先呼后吸、吸长呼短。吸气时想象天地精华之气随着吸气动作从顶心、手心（双侧）和足心（双侧）源源不断地收聚入丹田，同时，放松睾丸和肛门，呼气时意念体内浊气向头顶百会穴、双手劳宫穴及双足涌泉穴排泄出来。如此一呼一吸，反复练习30~60分钟后即可收功。

4. 要求　初练的时候两腿酸痛，肌肉有颤动感。先松静站立，意守丹田5分钟，然后实施拍打法放松全身。站桩后的拍打，可起到震荡、激活全身气血和疏通全身的作用，利于往体内充气而以意领气渐通三层功夫（即皮下肌肉通、五脏六腑通、骨骼骨髓通）。

二、功 力 桩

1. 预备势　面向南方站立，两腿分开，两臂自然下垂于体侧，沉肩坠肘，全身放松，两眼平视，自然呼吸（图6-9）。

2. 动作　两脚分开，左脚在前，右脚在后，前四后六，双手抬起，举于头上，掌心向上，手指斜向内，掌心内含，如托球向天，目视前上方，沉肩松肘，臂成弧形，舌抵上腭，含胸，微收会阴（图6-10）。

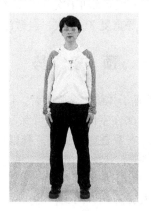
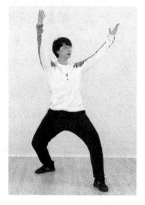

图 6-9　站功-预备势　　　　　图 6-10　功力桩

3. 呼吸　呼吸自然。

4. 意念　意想头顶蓝天，脚踏大地，背靠高山，手托大山，巍然屹立于天地之间，意守丹田。练功日久，达到蓄养气机、充实精血、强壮脏腑、增强肌力的目的。

5. 要求

（1）头正：头正神清，神态端庄，收颏直颈而其头必正直，大有统领全身之意。

（2）肩顺：意在肩骨均衡、平行、舒展地向左右伸张，毫无拘紧、高耸之状，以合出劲之态。

（3）胸出：出胸有利于腰的灵活，腰部灵活，则身体轻灵，周身合力易成。

（4）腰稳：腰肢最要紧的是稳，稳而厚重则坚实，上、下行气不滞，则出劲不空。

（5）足坚：足坚者，两足放平，大趾内侧用力向下扣，使脚部稳稳地立于地上，古语言：百力皆发于脚，足之坚稳否，将直接影响步法、身形、发力的能力。

（6）膝曲：膝要善曲，而曲中求直，则为下盘稳固之道。两膝微曲而上、下伸展，使筋脉舒展，而下盘则坚。

（7）手圆：行功时，要尽量使肘臂自然舒展，以达筋肉伸展，真气运行自如之目的。

（8）脊直：脊骨是人身体的支撑所在，其内是众多神经的通道，是支配人体活动、意识传导的主要途径。背直则腰易下，则身体上身松弛，真气畅通无碍，其先天真力自出。

6. 时间　行功时间以 30 分钟为宜。以子、午、卯、酉四时功为佳。

7. 收功　两臂自然下垂于体侧，放松拍打全身肌肉，缓行放松十余步后功毕。

8. 效应　头顶的百会穴，双手的劳宫穴，双脚的涌泉穴出现热、凉、麻、跳、涨感，皮肤有蚁爬感，全身轻松自在，舒适快乐，如沐温泉之浴，有时出现全身如一片白云冉冉上飘之感，同时，外肾因精气充沛而产生勃举现象。

第三节　动功（骨伤练功十八法）

骨伤练功十八法是在我国传统体疗手段和南少林骨伤流派练功的基础上，依据颈肩腰腿痛的病因病理，整理成的一套防治颈肩腰腿痛及其他骨伤科疾病的锻炼方法。它从整体观点出发，进行全身练功锻炼，可使气血畅行，增强和尽快恢复脏腑功能。不但可以强身健体、防病治病，对伤病者，还可补方药之所不及。它由 18 个动作组成，有目的地通过各大关节、肌肉群的柔韧性及力量练习，改善软组织的血液循环，活跃软组织代谢和营养过程，以防治软组织挛缩、粘连、退行性变化和萎缩，提高运动系统的功能。其动作具有针对性强、活动全面、形式多样、节拍缓慢、动作连贯、简单易学的特点。

练功须循序渐进，持之以恒。练功时可根据各自的具体情况，选择全套功法连续锻炼，或先选其中几势练功，或某势单练，待体力增强或动作熟练后再成套锻炼。练功的时间、次数、强度，应因人、因时、因地制宜，一般每天练功 1 次，单练时每个动作应重复 5～10 次，成套锻炼时每个动作要重复 3～5 次，至微汗为度。

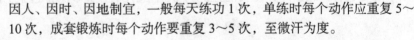

一、预　备　势

两脚开立，双臂自然下垂于体侧，含胸拔背，目视前方，呼吸自然。

1. 练功前的准备　本功法在室内室外均可练习，尤以选择有树木花草、平坦幽静的地方为好。衣着要宽松舒适，鞋以平底为宜，不要穿皮鞋。要摘掉眼镜、手表、项链，排除七情干扰，专心一致，方可练功。

2. 姿势　身体端正直立，不偏不斜。脊柱竖直，含胸拔背。两臂自然下垂，掌心向内，轻贴大腿两侧。两腿自然直立，不屈膝弓腿。两脚开立，全身放松，意守丹田（图6-11）。

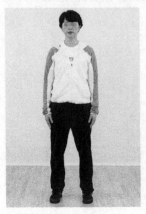

图 6-11　预备势

3. 意念 周身放松，松而不懈，解除思想与机体的紧张状态，排除杂念，心神安宁，呼吸自然，定息凝神，两眼平视，似看非看。然后，由远而近，将目光收回眼底三次。并将听觉收回耳内，意念百会穴和涌泉穴。意念百会犹如上接青天，意念涌泉入地三尺，达到天、地、人三者合一状态。

4. 呼吸 鼻吸鼻呼，呼吸绵绵，顺其自然，深长细匀，气定神敛。

二、功 法

（一）第一式：横环势

1. 口诀 横环撑掌，混元一气。

2. 动作 两脚并拢，两臂交叉于腹前（图6-12A）。双手掌心向内，两臂交叉由胸前往上划弧，同时两脚跟靠紧提起，脚尖立地（图 6-12B）。眼视前方，手心向内转到头顶时，手心渐转向外，经两侧下落，脚跟随手下落踏实。

3. 意念 意守双掌劳宫穴。

4. 呼吸 鼻吸鼻呼法，手掌上升时吸气，下落时呼气。

5. 功效 吐故纳新，改善气血循环，促进新陈代谢。

6. 要求 练功时，要排除杂念，宁心静气，呼吸又要均匀深长，用腹式呼吸的逆呼吸吐纳法，动作与呼吸配合。

7. 适宜人群 全身关节不适患者。

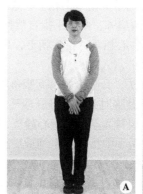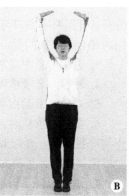

图 6-12 横环势

（二）第二式：立环势

1. 口诀 立环散郁，疏通肝胁。

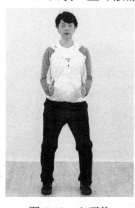

2. 动作 两脚开立，两臂立掌于腹前（图6-13）。双手掌心相对，手掌立掌朝前往前下方划弧，向内回收，肘部后拉，双掌经腋侧往上、向前运动，高不过眉。

3. 意念 意守双掌劳宫穴，意识贯注于小指侧及尺骨侧，以助经脉气血运行。

4. 呼吸 鼻吸鼻呼法，手掌上升时吸气，下落时呼气。

5. 功效 吐故纳新，改善气血循环，促进新陈代谢。

6. 要求 练功时，要排除杂念，宁心静气，呼吸要均匀深长，用腹式呼吸的逆呼吸吐纳法，动作与呼吸配合。动作时身体保持正直，不可前后俯仰，也不宜左右歪斜，掌心相对，与肩宽，在体侧运动。

图 6-13 立环势 **7. 适宜人群** 四肢关节筋结、筋强患者。

（三）第三式：平环势

1. 口诀 手按浮球，补脾益胃。

2. 动作 两脚开立，两臂屈肘按掌于髋侧。双手掌心向下，手指朝前，两掌由内向外做平行于地面的画圆运动（图6-14）。

3. 意念 意守双掌劳宫穴，用意不用力，犹如用手轻按旋转水面浮球的样子。

4. 呼吸 鼻吸鼻呼法，手掌上升时吸气，下落时呼气。

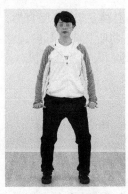

图 6-14　平环势

5. 功效　活动指掌及腕肘关节，舒肝理气，补益脾胃。

6. 要求　练功时，要排除杂念，宁心静气，呼吸要均匀深长，用腹式呼吸的逆呼吸吐纳法，动作与呼吸配合。手指要轻微屈伸，腕关节放松，指尖保持向前，不宜下垂。

7. 适宜人群　指掌及腕肘关节活动不利患者。

（四）第四式：开合势

1. 口诀　胸前开合，培元固本。

2. 动作　两脚开立，两腿缓缓屈膝半蹲，重心落两腿之间，两臂屈肘立掌于胸前，手心相对，如同抱着气球（图 6-15A），两手大拇指离胸前 3～6cm，两手五指指尖相对，徐徐向外拉开，使两臂与胸部连成大弧形，两手往左右分开，开至两手虎口与两肩齐，两手手指自然伸直，如抱大球状，目视前方（图 6-15B）。同时两掌向内相合，与头同宽，掌心相对，指尖朝上，目视两掌中间。

3. 意念　意守双掌劳宫穴。

4. 呼吸　鼻吸鼻呼法，开吸合呼，起吸落呼。呼吸要深、长、匀、细，动作要柔和、饱满。

5. 功效　活动指掌及腕肘关节，舒肝理气，补益脾胃。

6. 要求　练功时，要排除杂念，宁心静气，呼吸要均匀深长，用腹式呼吸的逆呼吸吐纳法，动作与呼吸配合。开时似两手中指指尖系细橡皮筋向外柔缓地拉开，很好地体现"运劲如抽丝"，合时好似挤压打足气的大气球一般。

7. 适宜人群　指掌、腕肘关节酸痛患者。

（五）第五式：横撑势

1. 口诀　左右撑按，强壮臂膀。

2. 动作　两腿直立，两臂屈肘向身体左右两侧推出，两手往左右分开，两手手指用力绷直，指尖向上，目视前方（图 6-16）。

3. 意念　意守双掌劳宫穴。

4. 呼吸　鼻吸鼻呼法，开吸撑呼。

5. 功效　拉伸手阳明经筋，增强两臂力量。

6. 要求　练功时，呼吸要均匀深长，用腹式呼吸的逆呼吸吐纳法，撑掌动作与呼吸配合。

7. 适宜人群　肩、肘、腕关节酸痛患者。

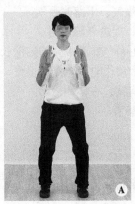
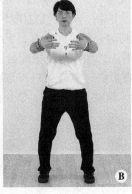
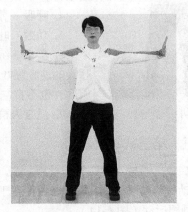

图 6-15　开合势　　　　　　　图 6-16　横撑势

（六）第六式：托天势

1. 口诀 双手上托，撑筋拔骨。

2. 动作 双手内旋至耳侧，同时身体下沉，两腿弯曲，配合吸气。呼气，两腿向上蹬起，两臂向头前上方托起，手心向上。目视前上方（图 6-17）。

3. 意念 意守双掌劳宫穴。

4. 呼吸 鼻吸鼻呼法，蹲吸起呼。

5. 功效 拉伸足阳明经筋，增强整体实力。

6. 要求 练功时用腹式呼吸的逆呼吸吐纳法，上托动作与呼吸配合。

7. 适宜人群 脊柱筋骨肉不协调患者。

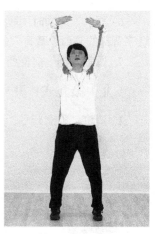

图 6-17 托天势

（七）第七式：摘星势

1. 口诀 虚步勾手，采气归元。

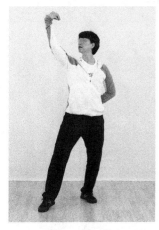

图 6-18 摘星势

2. 动作 身体重心移至右腿，左脚收至右腿内侧，之后再向左前方伸出，足跟着地重心前移，屈膝半蹲；同时，右臂屈肘向后上提，掌背贴靠命门，指尖向左，左手收至身体左侧，再屈臂上提经左胸前向左前上方伸出，与头同高，掌心向上；眼视左手。身体右转，重心移至右腿，右腿屈膝，左脚稍回收，脚掌上翘；同时，以腰领左臂，左手向右摆至右前方，掌心向上。身体左转，右腿屈膝，左脚尖点地，成左虚步；左手随身体转动向左摆动至头上方，左掌屈腕，五指撮拢变勾手，勾尖对头；稍仰面，眼视勾手。左脚收至右脚内侧，两脚并拢屈蹲，再右脚向右前方伸出；左勾手变掌，向头右侧划弧下落，绕膝过腰，屈肘向后，手背贴靠命门，右臂下落，经胸前向右前伸出，成右式，动作同上，唯左右相反（图 6-18）。右脚收至左脚内侧，两脚并拢，两腿屈蹲，身体转正；同时右手向头左前方划弧，经身体左侧，绕膝再向下收至身体左侧，左手由背后自然落下，两腿缓缓伸直，成站立姿势。

3. 意念 意念命门，随呼吸自然发生一凸一凹的现象，手背随着这种凸凹开合的动作微微运动。

4. 呼吸 鼻吸口呼法，动吸静呼。动作静止后自然呼吸。

5. 功效 拉伸足太阴经筋，锻炼下肢力量。

6. 要求 练功时用腹式呼吸的逆呼吸吐纳法，动作停止后自然呼吸。

7. 适宜人群 下肢筋骨不协调患者。

（八）第八式：亮爪势

1. 口诀 挺身推手，气贯掌爪。

2. 动作 两手握拳，上提至胸侧。拳心翻转向下，两拳变掌，指尖朝前，两掌向前探出至终点时坐腕、展爪，掌心向前，高与肩平；同时提踵，身体稍前探，两肩超过足尖；两眼平视指端（图 6-19）。

3. 意念 意守双掌十宣穴。

4. 呼吸 鼻吸口呼法，提吸推呼。

5. 功效 拉伸手少阴经筋，强化前臂肌群力量。

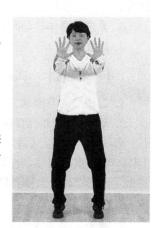

图 6-19 亮爪势

6. 要求　练功时用腹式呼吸的逆呼吸吐纳法,通过屈肘、展肩、扩胸及前伸等运动,牵拉手肘,意守背部的心俞、膏肓穴等。

7. 适宜人群　前臂筋骨力量不足患者。

(九)第九式:开弓势

1. 口诀　独立开弓,展肩阔胸。

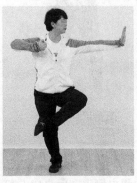

图6-20　开弓势

2. 动作　两脚横开一大步,身体重心移到右脚,右腿屈膝下蹲,左腿屈膝,外踝搭于右膝关节上方,双手交叉于胸前,掌心向内,配合吸气。下肢保持不动,左掌向左推出,右掌屈肘变拳,向右拉开,右拳位于右胸前。做左式,动作相同,唯左右相反。两臂成侧平举后下落至身体两侧,同时足跟向内合拢,两脚并拢,成站立姿势(图6-20)。

3. 意念　意守劳宫穴。

4. 呼吸　鼻吸口呼法,合吸推呼。

5. 功效　疏通心包经,消除胸闷与肩颈酸痛。

6. 要求　单腿站立时要控制身体重心,保持平衡。

7. 适宜人群　上肢关节僵硬患者。

(十)第十式:拔刀势

1. 口诀　左右拧转,调衡脊柱。

2. 动作　两脚开立,两手左右分开,左手绕至身后两侧肩胛骨之间,掌心向外;右手由体侧向上划弧,举至头上之后屈肘,掌心贴在大椎穴;身体充分向左拧转,眼向后看(图6-21)。身体转正,右臂上举,向体侧下落,左臂下落后再经体侧上举,两臂成侧平举。做右式,动作同上,唯左右相反。两臂成侧平举后下落至身体两侧,同时两脚并拢,成站立姿势。

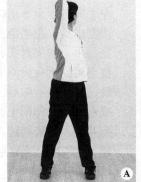

图6-21　拔刀势

3. 意念　意守命门穴。

4. 呼吸　鼻吸口呼法,转吸正呼。

5. 功效　增强肩部肌肉关节的力量及腰背柔韧性。

6. 要求　身体转动时,两脚保持不动,身体保持正直。

7. 适宜人群　肩关节周围筋肉松弛患者。

(十一)第十一式:望月势

1. 口诀　回身推掌,活腰松胯。

2. 动作　左脚向前跨一大步,成左弓步;同时,两侧分手,再向前平举,高与肩平,掌心向下;眼视前方。重心后移,左脚尖翘起外展;两臂屈肘,交叉合抱于胸前,掌心向里;跟随两手。上体左转,重心前移,左脚踏实屈膝,右腿伸直,后跟提起;两手翻掌右前左后立掌撑开;眼视左手(图6-22)。上体右转,左脚向后收回;两臂向前合拢平举,下落于体侧。再做右式,动作相同,唯左右相反。

3. 意念　意守劳宫穴。

4. 呼吸　鼻吸口呼法,合吸推呼。

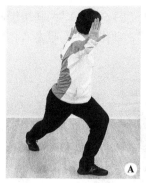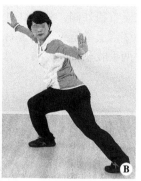

图 6-22　望月势

5. 功效　增强背部肌肉关节的力量及柔韧性。

6. 要求　转腰时重心变换要及时，动作与呼吸配合。

7. 适宜人群　腰背部筋骨肉松弛患者。

（十二）第十二式：撑按势

1. 口诀　上撑下按，调理脾胃。

2. 动作　左脚横开大步，双拳从体前向两侧劈出（图 6-23A），上体左转，马步变左弓步；左手握拳收至腰侧，向下按出，指尖向前，右手握拳随转体向下、向上撑起，掌心向上；眼视右掌（图 6-23B）。做右式，动作同上，唯左右相反。

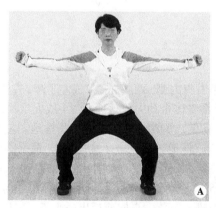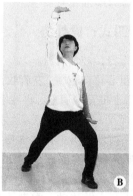

图 6-23　撑按势

3. 意念　意守劳宫穴。

4. 呼吸　鼻吸口呼法，上撑时呼气。

5. 功效　增强肩部肌肉关节的力量及柔韧性，增强脾胃水谷运化之气。

6. 要求　马步转换弓步要配合手型变换，尽量保持低架。

7. 适宜人群　肩关节筋骨不协调患者。

（十三）第十三式：探爪势

1. 口诀　转身探爪，疏肝利胆。

2. 动作　两腿开立，同时两掌变拳收至腰前侧，左手拳面抵住章门穴（第十一肋端），拳心向上，右拳变掌举至头上，掌心向左，右臂靠近头部。上体向左侧弯腰，右腰充分伸展，上体、头部、右臂与地面平行，右掌心向下，指尖朝左。向左转体，右手臂充分向前探伸，变爪，稍抬头，眼视右爪（图 6-24A）；再屈膝下蹲，两大腿与地面平行，同时身体逐渐转正；同时右臂随转体，由身体左侧经两小腿前划弧收至右腿外侧，掌心斜向上（图6-24B）。两腿缓缓伸直，右掌变拳上提，两拳面抵住章门穴，再左拳变掌上举至头上，做右式，动作同上，唯左右相反。

两腿缓缓伸直，同时两手收至腰间握拳。

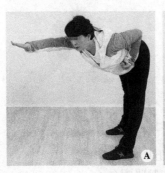
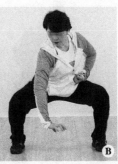

图6-24 探爪势

3. 意念 意守劳宫穴。

4. 呼吸 鼻吸口呼法，上举时吸气，前探时呼气。

5. 功效 此势对腰腿、肩背、颈项拘紧都有缓解功能，也有利于全身气血运行。有舒肝利胆的功效。对焦虑、抑郁等症状有调节作用。

6. 要求 要注重发挥腰的转动轴心作用，以腰带肩，以肩带臂，使运动连贯柔和，以免做得僵直呆板。

7. 适宜人群 腰背酸痛患者。

（十四）第十四式：虎扑势

1. 口诀 伏地挺身，屈伸脊柱。

2. 动作 身体重心移向右腿，左脚收至右脚内侧，两腿屈膝，成左丁步。左脚向前跨出一大步，成左弓步；同时两拳上提至两肩前，再变掌由身体带动向前猛扑，两手成虎爪状，稍比肩宽，坐腕、掌心向前；眼平视前方（图6-25A）。上体前俯，胸贴近大腿，两掌指撑地。左脚向后，脚背放于右脚后脚跟上；两手撑地（男：拇、食指指腹撑地。女：全手掌撑地），两手同肩宽，身体重心向后，两臂伸直；两腿折叠，臀部靠近左腿，低头。身体重心向前，依次头、胸、腹接近地面向前弧形移动，成俯卧撑姿势，两臂伸直（图6-25B）。如此动作反复3次。身体重心向后，两腿屈曲，臀部靠近小腿，身体重心向前移动，左脚从右脚上下落，再向前迈出一小步，之后右脚向左脚靠拢，上体直立，恢复站立姿势。

3. 意念 意象自身如虎之威猛灵活，迅速有力。

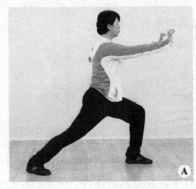
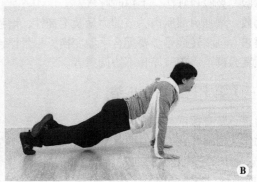

图6-25 虎扑势

4. 呼吸 鼻吸口呼法，动作收回吸气，扑出呼气。

5. 功效 此势有拉伸脊柱，舒肝升清，开胸通阳，强筋壮骨之功效。

6. 要求 弓身时低头，身体前探时要塌腰抬头。

7. 适宜人群 腰部筋骨不适患者。

（十五）第十五式：坠底势

1. 口诀 马步蹲起，稳固下盘。

2. 动作 左脚向左横跨一步，两脚平行开立，相距三脚宽，同时两臂伸直向体前上举，同肩高，稍比肩宽，拳心向上（图 6-26A）。屈膝下蹲，成马步；同时，两掌心翻转向下，经身体前侧下落至两膝外侧，两手拇指朝里相对。两腿缓缓伸直；同时两掌心翻转向上托至两肩前侧（两臂夹角约为 90°），两腿屈膝深蹲；同时两掌心翻转向下按至两髋外侧，指尖向左右外侧（图 6-26B）。两腿缓缓伸直，同时两掌心翻转上托至两肩侧（两臂约成"一"字形），两腿下蹲，成马步；同时两掌心翻转向下落至两膝外侧，两手拇指朝里相对。

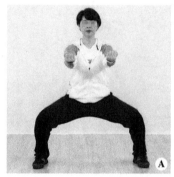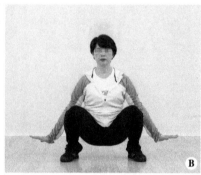

图 6-26 坠底势

3. 意念 意守丹田。

4. 呼吸 下蹲时吐气，起立恢复时吸气。

5. 功效 开阔胸怀，升降沉浮，带动一身气机循环，可以消除郁滞，强壮下盘筋骨。

6. 要求 头如顶物，两目平视，舌抵上腭，微微闭口。上身正直，前胸微挺，后背挺拔，马步下蹲。两手上托如千斤，下按如浮球，即所说的"如托千斤，如按浮球"。

7. 适宜人群 下肢筋骨肌肉活动不利患者。

（十六）第十六式：拔背势

1. 口诀 弯腰拔背，调理腰背。

2. 动作 两脚开立，十指交叉，两手向前直伸，高与肩平，左足向左横跨半步，比肩稍宽，身体自然直立，两眼平视前方。上身前屈，双手由前向下划弧，尽量贴地或接近地面，两腿挺膝伸直，眼视足背。上身前屈时呼气，上身渐渐直起，两手向上经膝、腹继续划弧至胸前，肘部逐渐弯曲，成横肘势，待身体直立时双手十指交叉，掌心朝前，由胸前推出，恢复预备势（图 6-27）。

3. 意念 意守劳宫穴。

4. 呼吸 下俯身时呼气，起身时吸气。

5. 功效 调理中下焦之气，强健筋骨，滑利关节，扳指蓄力。能防治颈椎病，肩臂劳损，腰背劳损，手腕部筋伤等病证。

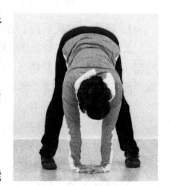

图 6-27 拔背势

6. 要求　十指交叉相握，前推时手臂须挺直。全身尽量绷紧，俯身推掌，掌心尽量推至地。俯身推掌时，下肢伸直，昂首抬头，两脚不离地。

7. 适宜人群　指腱鞘损伤、腰酸背痛患者。

（十七）第十七式：踢毽势

1. 口诀　左右飞踢，康复腿疾。

2. 动作　并步站立，左手先由体侧举起，经头部向胸前下落，轻拍屈膝向左上踢的右足内侧，在左手下拍的同时，右手由体侧向上划弧举于头上（图 6-28A），这样两腿交替轮换上踢。右腿屈膝，向外侧上踢，同时右手掌由上往外划弧，下拍右足外侧，左手由下经胸前划弧上举，向上撑掌，头向右转，拍右足（图 6-28B）。放下右足，右手由下经胸前划弧上撑于头的右侧，同时左手往外侧划弧下拍向外侧上踢的左足外侧。如此反复。

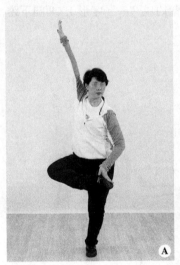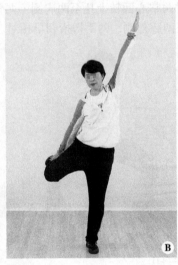

图 6-28　踢毽势

3. 意念　意守拍打部位。

4. 呼吸　腹式呼吸的逆呼吸吐纳法，上举时吸气，拍打时呼气。

5. 功效　治疗腰、髋、膝、踝等关节酸痛。

6. 要求　手的上举和下拍，动作要协调，以一手为主，拍脚时呼气，上举时吸气。

7. 适宜人群　腰、髋、膝、踝等关节酸痛的患者。

（十八）第十八式：启颠势

1. 口诀　前翘后颠，驱除百病。

2. 动作　吸气时提起脚跟，两手置于大腿两侧，五指并拢，似后方有细绳牵拉之状，手掌向前翘起（图 6-29A），坚持 5 秒后放下脚跟；呼气时翘起脚尖，两手置于大腿两侧，五指并拢，向后勾掌（图 6-29B），坚持 5 秒后放下脚尖。重复 6 次。

3. 意念　意守全身，气沉丹田。

4. 呼吸　鼻吸鼻呼，配合动作。

5. 功效　调节足三阳经、足三阴经气血，增强踝关节稳定性。

6. 要求　抬脚跟时吸气，落时呼气。脚跟抬起十趾抓地，脚跟落下，十趾向上翘起。

7. 适宜人群　慢性膝骨关节炎患者。

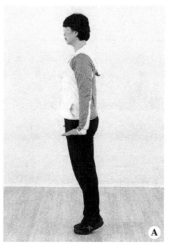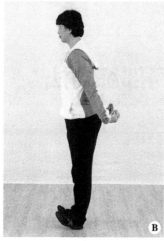

图 6-29　启颠势

（十九）收势

1. 口诀　捧气灌顶，气沉丹田。

2. 动作　两手由下往上托起，两掌心向上慢慢抬至头顶（图 6-30A），然后翻掌，掌心向下并徐徐下按至腹前丹田位置，双掌重叠于腹部，左手掌劳宫穴按压在肚脐上，右手掌搭在左手背上（女子则相反）（图 6-30B）。

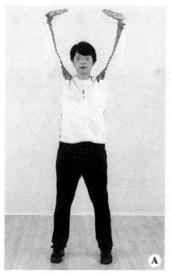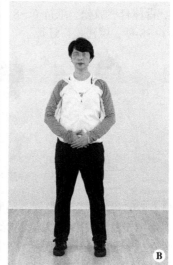

图 6-30　收势

3. 意念　全身放松，气沉丹田。

4. 呼吸　鼻吸鼻呼，配合动作。

5. 功效　气归丹田，缓解疲劳而安定心神。

6. 要求　手上升时吸气，下落时呼气。

（鄢行辉、王　嵘、林　秋、林　辉、齐大路）

第七章 局部练功法

第一节 颞颌关节康复功法

一、适 应 范 围

各种原因导致的颞颌关节活动功能受限；颞颌关节紊乱综合征；颞颌关节的日常活动锻炼。

二、动 作 要 领

用品准备：一面镜子。

1. 预备 练习者面对镜子，放松双肩（图 7-1A）。

2. 动作 练习者微微张口，舌抵上腭，右手食指置于颏尖，在右手食指的辅助下，缓慢张口至最大限度（图 7-1B），舌体自然放松，维持 6~8 秒，闭口还原。继之在右手食指辅助下，上下齿咬紧（图 7-1C），维持 6~8 秒，缓慢松口还原。

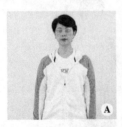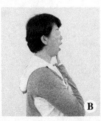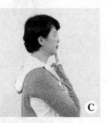

图 7-1 颞颌关节康复功法

3. 呼吸 做张口及咬紧运动时缓慢吸气，还原时缓慢呼气，在维持及放松状态时自然呼吸。

4. 意念 注意力集中于颞颌关节，以维持持续张口或咬紧状态。

以上动作均完成为 1 次，3~5 次为 1 组，每天 3~5 组。

三、作 用 机 制

主要提高颞颌关节的咬合活动能力，并对咀嚼肌群、面部表情肌群起到锻炼作用，改善运动控制、提高机械感受器的敏感性。咀嚼肌群（升、降颌肌）及面部表情肌在这种交替进行的等长收缩与等张收缩中恢复协调关系，从而纠正咬合活动过程中的异常下颌运动，恢复正常的髁状突-关节盘结构关系。

四、注意事项及禁忌证

（一）注意事项

（1）整套动作以肌肉轻微酸胀为度。每次收缩必须维持 6～8 秒，完成 5 次原动肌和拮抗肌的交替收缩，达到节律性稳定的训练。

（2）练习者呼吸均匀，动作和缓，锻炼过程中慢慢张口至最大，维持一定时间。

（3）有活动受限者，张口至最大限度过程中可能有轻微疼痛，如疼痛较剧烈则降低活动度，锻炼需循序渐进。

（4）练习者进行张口和闭口训练时，必须在镜子前用纸遮住一半的脸或在镜子上画一条垂直线进行锻炼，以维持运动轨迹与下牙中线平行，避免异常的收缩模式；必须对下颌张开、闭合及侧向运动施加阻力，使下颌无法移动。

（二）禁忌证

急性化脓性颞颌关节炎、类风湿颞颌关节炎、癔症性牙关紧闭及颌面深部肿瘤等。

第二节　颈部康复功法

一、适应范围

各种原因导致的颈椎生理曲度改变、颈椎失稳、颈椎病等；颈部的日常活动锻炼。

二、动作要领

（一）前屈后伸

1. 预备　练习者取站立位或坐位，目视前方，放松双肩（图 7-2A）。

2. 动作　练习者缓慢抬头至最大活动度，目视天花板（图 7-2B），维持 6～8 秒，还原至起始位。再缓慢低头至下颌尽量贴近胸骨（图 7-2C），维持 6～8 秒，还原至起始位。

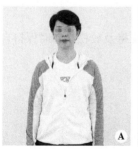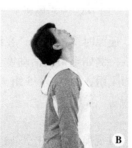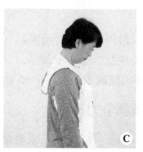

图 7-2　前屈后伸

3. 呼吸　做前屈后伸运动时缓慢吸气，还原时缓慢呼气，在维持及放松状态时保持自然呼吸。

4. 意念　注意力集中于颈部，以维持颈部屈伸至最大活动度。

以上动作均完成为 1 次，3～5 次为 1 组，每天 3～5 组。

（二）左右旋转

1. 预备　练习者取站立位或坐位，目视前方，放松双肩（图 7-3A）。

2. 动作　练习者头部缓慢向左侧旋转至最大活动度（图 7-3B），维持 6～8 秒，还原至起始位。再缓慢向右旋转至最大活动度（图 7-3C），维持 6～8 秒，还原至起始位。

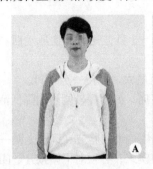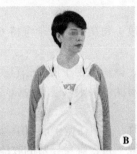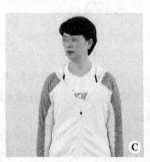

图 7-3　左右旋转

3. 呼吸　做旋转运动时缓慢吸气，还原时缓慢呼气，在维持及放松状态时保持自然呼吸。

4. 意念　注意力集中于颈部，以维持颈部旋转至最大活动度。

以上动作均完成为 1 次，3～5 次为 1 组，每天 3～5 组。

（三）左右侧屈

1. 预备　练习者取站立位或坐位，目视前方，放松双肩（图 7-4A）。

2. 动作　练习者头部缓慢向左侧侧屈至最大活动度（图 7-4B），维持 6～8 秒，还原至起始位。再缓慢向右侧侧屈至最大活动度（图 7-4C），维持 6～8 秒，还原至起始位。

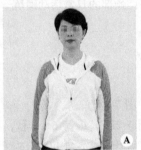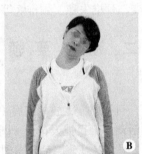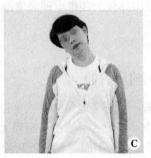

图 7-4　左右侧屈

3. 呼吸　做侧屈运动时缓慢吸气，还原时缓慢呼气，在维持及放松状态时保持自然呼吸。

4. 意念　注意力集中于颈部，以维持侧屈至最大活动度。

以上动作均完成为 1 次，3～5 次为 1 组，每天 3～5 组。

（四）颈项争力

1. 预备　练习者取站立位或坐位，目视前方，放松双肩（图 7-5A）。

2. 动作

（1）练习者双手交叉置于颈枕部，头部缓慢后伸与双手对抗（图 7-5B），维持 6～8 秒，缓慢放松。练习者双手置于前额部，头部缓慢前屈与双手对抗，维持 6～8 秒（图 7-5C），缓慢放松。

（2）练习者右手置于右侧颞部，头部缓慢向右侧屈，与手对抗（图 7-5D），维持 6～8 秒，缓慢放松。练习者左手置于左侧颞部，头部缓慢向左侧屈，与手对抗（图 7-5E），维持 6～8 秒，缓慢放松。

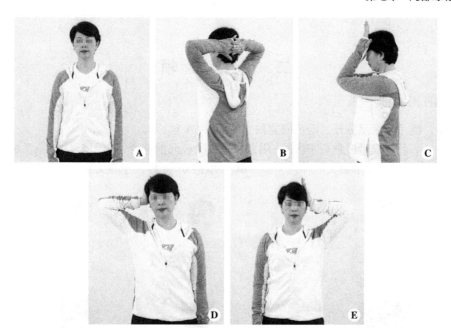

图 7-5 颈项争力

3. 呼吸 对抗发力时缓慢吸气，放松时缓慢呼气，在维持及放松状态时保持自然呼吸。

4. 意念 注意力集中于颈部，以维持最大且平稳对抗状态。

以上动作均完成为 1 次，3～5 次为 1 组，每天 3～5 组。

三、作 用 机 制

增强颈部肌群的肌力，恢复颈部侧屈肌群肌力及平衡，增强颈椎稳定性。

四、注意事项及禁忌证

（一）注意事项

（1）练习者在进行活动度锻炼过程中，动作和缓，颈部屈伸、侧屈、旋转至最大幅度，并最大活动度维持一定时间。

（2）抗阻力锻炼过程中对抗力应柔和而缓慢。有活动受限者，锻炼过程中可能有轻微疼痛，以不引起剧烈疼痛、头晕等症状为度，锻炼需循序渐进。

（二）禁忌证

原发性肌病、颈椎间盘突出伴中枢神经症状、颈部软组织损伤急性期、颈部骨折或脱位、颈部存在感染性或肿瘤病灶等。

第三节 肩部康复功法

一、适 应 范 围

各种原因导致肩关节功能受限，如肩周炎冻结期及恢复期、肩袖损伤慢性期等；肩部的日常活动锻炼。

二、动 作 要 领

（一）前屈后伸

1. 预备　练习者双足分开，与肩同宽站立（图 7-6A）。

2. 动作　练习者双手握拳置于腰间，用力将一侧上肢向前伸直，并于伸直位（图 7-6B）维持 6～8 秒，用力收回，于肩关节最大后伸位（图 7-6C）维持 6～8 秒，左右交替。

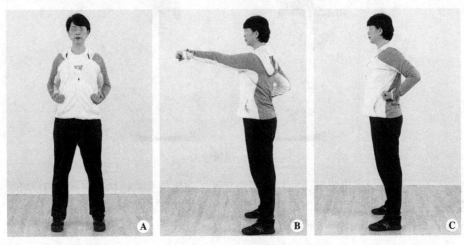

图 7-6　前屈后伸

3. 呼吸　做前屈后伸运动时缓慢吸气，还原时缓慢呼气，在维持及放松状态时保持自然呼吸。

4. 意念　注意力集中于肩部，以维持肩部前屈后伸至最大活动度。

以上动作均完成为 1 次，3～5 次为 1 组，每天完成 3～5 组。

（二）内外运旋

1. 预备　练习者双足分开，与肩同宽站立（图 7-7A）。

2. 动作　练习者上臂紧贴侧胸壁，屈肘 90°，拇指朝上（图 7-7B）。前臂由中立位尽量向外打开，外旋肩关节至最大活动度（图 7-7C），维持 6～8 秒。匀速内旋肩关节，在最大内旋位维持 6～8 秒（图 7-7D）。

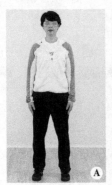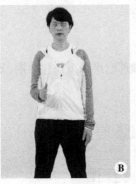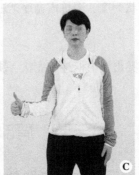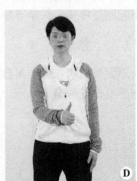

图 7-7　内外运旋

3. 呼吸 做肩部外旋运动时缓慢吸气，还原时缓慢呼气；内旋运动时缓慢呼气，还原时缓慢吸气。在维持及放松状态时保持自然呼吸。

4. 意念 注意力集中于肩部，以维持肩部内外旋转至最大活动度。

以上动作均完成为 1 次，3～5 次为 1 组，每天 3～5 组。

（三）外展内收

1. 预备 练习者双足分开，与肩同宽站立，双手自然下垂（图 7-8A）。

2. 动作 练习者一侧上肢匀速缓慢外展至最大活动度（图 7-8B），维持 6～8 秒，缓慢收回体侧。患肩前屈，健侧肘关节屈曲，并抱夹住患侧肘部向健侧牵拉，尽量向胸前靠拢达到最大活动度（图 7-8C），维持 6～8 秒，缓慢收回。

3. 呼吸 做外展运动时缓慢吸气，还原时缓慢呼气；内收运动时缓慢呼气，还原时缓慢吸气。在维持及放松状态时保持自然呼吸。

4. 意念 注意力集中于肩部，以维持肩部外展内收至最大活动度。

以上动作均完成为 1 次，3～5 次为 1 组，每天 3～5 组。

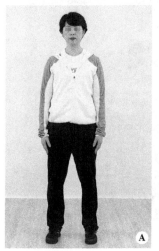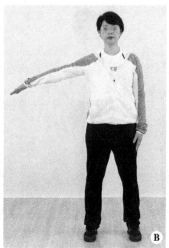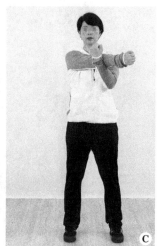

图 7-8 外展内收

（四）手指爬墙

1. 前屈爬墙

（1）预备：练习者双足分开，与肩同宽站立，面对墙壁，双手放于墙壁，身体距离墙壁约 30cm（图 7-9A）。

（2）动作：练习者手指沿墙壁缓缓向上爬动，使上肢尽量高举至最大限度后（图 7-9B），上半身压向墙壁（图 7-9C），维持 6～8 秒，将双手徐徐向下放回原处。

（3）呼吸：爬墙运动时缓慢吸气，还原时缓慢呼气，在维持及放松状态时保持自然呼吸。

（4）意念：注意力集中于肩部，以维持肩部前屈至最大活动度。

以上动作均完成为 1 次，3～5 次为 1 组，每天 3～5 组。

2. 外展爬墙

（1）预备：练习者双足并拢，靠墙侧的手扶墙，距离墙壁约 30cm 侧立（图 7-10A）。

（2）动作：练习者手指沿墙壁缓缓向上爬动，让上肢尽量高举到最大限度（图 7-10B），并侧身压向墙壁（图 7-10C），维持 6～8 秒；然后将手徐徐向下放回原处，休息 6～8 秒。

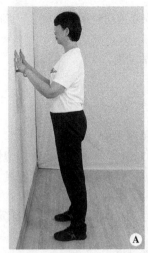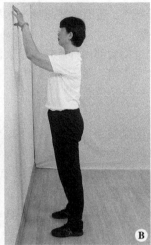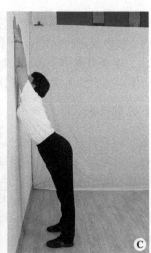

图 7-9   前屈爬墙

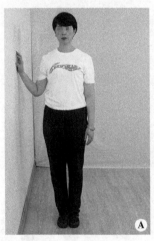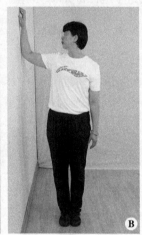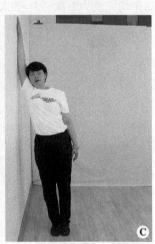

图 7-10   外展爬墙

（3）呼吸：爬墙运动时缓慢吸气，还原时缓慢呼气，在维持及放松状态时保持自然呼吸。

（4）意念：注意力集中于肩部，以维持肩部外展至最大活动度。

以上动作均完成为 1 次，3～5 次为 1 组，每天 3～5 组。

三、作 用 机 制

主要通过活动和牵伸肩部各肌群训练肩部的前屈、后伸、外展、内收、内旋、外旋及上举活动功能，恢复肌群之间的协调关系，从而改善肩关节周围软组织的伸展性，松解粘连组织，调节肌张力，提高肌肉的兴奋性及缓解疼痛等。

四、注意事项及禁忌证

（一）注意事项

（1）练习者在进行活动度锻炼过程中，动作和缓，肩部主动或被动屈伸、内外旋、内收、外展至最大幅度，并于最大限度维持一定时间。

（2）有活动受限者，牵伸至最大限度过程中可能有轻微疼痛，若出现疼痛较剧烈的情况应降低活动度，以不引起剧烈疼痛为度，锻炼需循序渐进。

（二）禁忌证

骨折、肌肉和韧带损伤的急性期、关节内或关节周围组织有感染性疾病、关节周围无菌性炎症急性期、骨性原因导致的关节功能障碍合并严重的内科疾病及精神疾病的患者。

第四节　肘部康复功法

一、适 应 范 围

各种原因导致的肘关节活动受限，如肘关节骨折脱位固定后、肘关节周围软组织损伤等；肘关节的日常活动锻炼。

二、动 作 要 领

（一）前屈后伸

1. 预备　练习者双足分开，与肩同宽站立，两臂自然下垂，掌心向前（图7-11A）。

2. 动作　练习者锻炼侧维持上臂不动，前臂匀速缓慢地前屈到最大活动度（图7-11B），维持6～8秒，还原至起始位。而后缓慢后伸至最大限度（图7-11C），维持6～8秒。

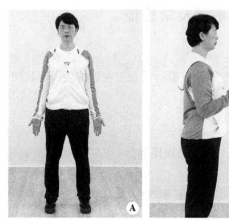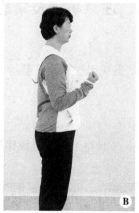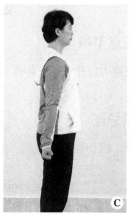

图 7-11　前屈后伸

3. 呼吸　做前屈运动时缓慢吸气，还原时缓慢呼气；后伸运动时缓慢呼气，还原时缓慢吸气。在维持及放松状态时保持自然呼吸。

4. 意念　注意力集中于肘部，以维持肘部前屈后伸至最大活动度。

以上动作均完成为1次，3～5次为1组，每天3～5组。

（二）前后旋转

1. 预备　练习者双足分开，与肩同宽站立，锻炼侧前臂中立位，维持自然呼吸（图7-12A）。

2. 动作　练习者锻炼侧维持上臂不动，肘关节屈曲90°，前臂匀速缓慢地向前旋转（掌心向下）至最大活动度（图7-12B），维持6～8秒，缓慢恢复中立位；继之向后旋转（掌心向上）至最大活动度（图7-12C），维持6～8秒，缓慢恢复中立位。

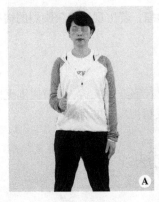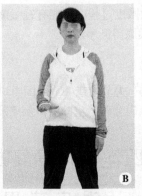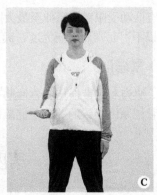

图 7-12　前后旋转

3. 呼吸　做向前旋转运动时缓慢呼气，还原时缓慢吸气；向后旋转运动时缓慢吸气，还原时缓慢呼气。在维持及放松状态时保持自然呼吸。

4. 意念　注意力集中于肘部及前臂，以维持旋转至最大活动度。

以上动作均完成为 1 次，3～5 次为 1 组，每天 3～5 组。

三、作 用 机 制

主要训练肘关节的屈伸活动能力，并对肱肌、肱二头肌、肱三头肌等肌群起到锻炼作用。训练中通过等张收缩增强肌力和耐力。维持关节活动度，防止关节挛缩僵硬。

四、注意事项及禁忌证

（一）注意事项

训练中注意力应集中，动作平稳，避免出现肌肉代偿运动及过度训练后局部肌肉疲劳或全身不适等现象。

（二）禁忌证

上肢骨折、损伤性骨关节炎、肘关节脱位、桡神经损伤等。

第五节　腕部康复功法

一、适 应 范 围

各种原因导致的腕关节活动受限，如腕手部骨折脱位固定后、腕管综合征、腱鞘炎等；腕关节日常活动锻炼需要。

二、动 作 要 领

（一）掌屈背伸

1. 预备　练习者屈肘 90°，前臂旋前位（图 7-13A）。

2. 动作　练习者腕关节匀速缓慢掌屈至最大活动度（图 7-13B），维持 6～8 秒，缓慢恢复至起始位置。继之匀速缓慢背伸至最大活动度（图 7-13C），维持 6～8 秒，缓慢恢复至起始位置。

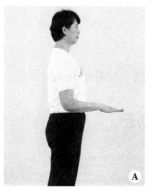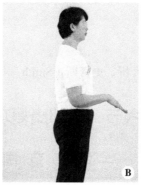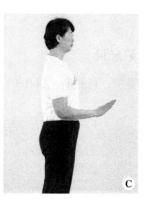

图 7-13 掌屈背伸

3. 呼吸 做掌屈运动时缓慢呼气，还原时缓慢吸气；背伸运动时缓慢吸气，还原时缓慢呼气。在维持及放松状态时保持自然呼吸。

4. 意念 注意力集中于腕部，以维持腕部屈伸至最大活动度。

以上动作均完成为 1 次，3～5 次为 1 组，每天 3～5 组。

（二）尺桡侧偏

1. 预备 练习者屈肘 90°，前臂旋前位（图 7-14A）。

2. 动作 练习者腕关节匀速缓慢地向尺侧屈至最大活动度（图 7-14B），维持 6～8 秒，缓慢恢复至起始位置；继之匀速缓慢地向桡侧屈至最大活动度（图 7-14C），维持 6～8 秒，缓慢恢复至起始位置。

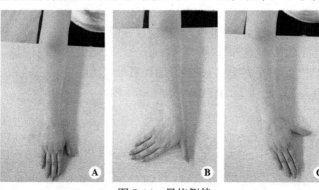

图 7-14 尺桡侧偏

3. 呼吸 做尺侧偏运动时缓慢吸气，还原时缓慢呼气；桡侧偏运动时缓慢呼气，还原时缓慢吸气。在维持及放松状态时保持自然呼吸。

4. 意念 注意力集中于腕部，以维持腕部侧偏至最大活动度。

以上动作均完成为 1 次，3～5 次为 1 组，每天 3～5 组。

三、作 用 机 制

主要训练前臂肌群，通过等张收缩增强肌力和耐力。维持关节活动度，防止关节挛缩僵硬。

四、注意事项及禁忌证

（一）注意事项

训练中注意力应集中，动作平稳，避免出现肌肉代偿运动及过度训练后局部肌肉疲劳或全身不适等现象。

（二）禁忌证

三角骨骨折、科利斯（Colles）骨折、史密斯（Smith）骨折、桡骨小头脱位等。

第六节　手部康复功法

一、适应范围

各种原因导致的掌指关节及指间关节活动受限，如类风湿关节炎、原发性骨关节炎、狭窄性屈肌腱鞘炎等；手部各关节日常活动锻炼需要。

二、动作要领

（一）掌指关节屈伸锻炼

1. 预备　练习者屈肘 90°，前臂中立位（图 7-15A）。

2. 动作　练习者第一掌指关节分别匀速缓慢地外展（图 7-15B）、内收（图 7-15C）及对掌（图 7-15D）至最大活动度，其余 4 指并拢伸直，维持 6～8 秒，缓慢恢复至起始位置。第一掌指关节中立位，第 2～5 掌指关节匀速缓慢屈曲（图 7-15E）或伸直（图 7-15F）至最大活动度，维持 6～8 秒，缓慢恢复至起始位置。

3. 呼吸　做外展、伸直运动时缓慢吸气，还原时缓慢呼气；内收、对掌、屈曲运动时缓慢呼气，还原时缓慢吸气。在维持及放松状态时保持自然呼吸。

4. 意念　注意力集中于掌指关节，以维持其屈伸至最大活动度。

以上动作均完成为 1 次，3～5 次为 1 组，每天 3～5 组。

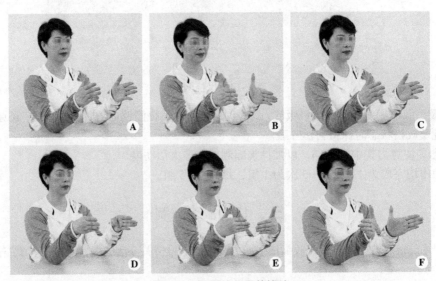

图 7-15　掌指关节屈伸锻炼

（二）指间关节屈伸锻炼

1. 预备　练习者屈肘 90°，前臂中立位（图 7-16A）。

2. 动作　练习者各指间关节匀速缓慢屈曲（图 7-16B）或伸直（图 7-16C）至最大活动度，掌指关节保持不动，维持 6～8 秒，后缓慢恢复至起始位置。

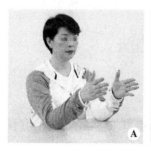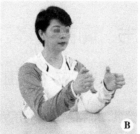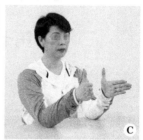

图 7-16　指间关节屈伸锻炼

3. 呼吸　做指间关节屈伸运动时缓慢吸气，还原时缓慢呼气，在维持及放松状态时保持自然呼吸。
4. 意念　注意力集中于指间关节，以维持其屈伸至最大活动度。
以上动作均完成为 1 次，3～5 次为 1 组，每天 3～5 组。

（三）全手指抓握锻炼

1. 预备　练习者屈肘 90°，前臂中立位（图 7-17A）。
2. 动作　练习者五指同时用力抓握拳（图 7-17B），维持 6～8 秒，缓慢恢复至起始位置。

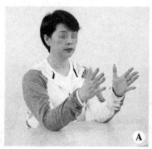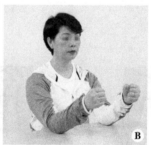

图 7-17　全手指抓握锻炼

3. 呼吸　做发力抓握运动时缓慢吸气，还原时缓慢呼气，在维持及放松状态时保持自然呼吸。
4. 意念　注意力集中于手部，以维持其最大抓握力度。
以上动作均完成为 1 次，3～5 次为 1 组，每天 3～5 组。

三、作 用 机 制

恢复手指关节活动度，防止关节挛缩僵硬；对力量减弱及萎缩的肌肉进行训练以增强肌力。

四、注意事项及禁忌证

（一）注意事项

训练中注意力应集中，动作平稳，避免出现肌肉代偿运动及过度训练后局部肌肉疲劳或全身不适等现象。

（二）禁忌证

指骨不稳定骨折、手指神经和肌腱修复术后（3周内）、手术后需严格制动等。

第七节 胸背部康复功法

一、适应范围

各种原因导致胸背部疼痛及活动受限，如扛抬重物时用力不当或姿势不良导致扭伤、长期姿势不当导致的胸椎小关节紊乱等；胸背部日常活动锻炼需要。

二、动作要领

（一）大鹏展翅

1. 预备　练习者双足分开，与肩同宽站立，两手各手指交叉，放于颈部后面，肩、肘、腕关节放松（图 7-18A）。

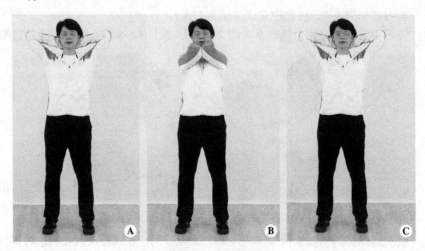

图 7-18　大鹏展翅

2. 动作　练习者以肩关节带动肘关节，以肘关节带动腕关节，两肩部尽力内收（图 7-18B），然后尽量外展（图 7-18C）。

3. 呼吸　伸展时吸气，收回时呼气，随着练功动作自然调节。

4. 意念　意想胸中宗气充足，胸腔气机舒畅。

以上动作均完成为 1 次，3～5 次为 1 组，每天 3～5 组。

（二）双臂旋转

1. 预备　练习者双足分开，与肩同宽半蹲位。

视频 7-1　双臂旋转

2. 动作　练习者双手握拳，肘关节屈曲，前臂旋后，由腋下向前伸出，然后外展外旋，再将前臂置旋前位，从背后放回腋下。即前臂做划圈活动的同时使上臂和肩关节做内旋和外旋活动，两侧交替进行。

3. 呼吸　前臂由腋下向前伸出时吸气，从背后放回腋下时呼气，随着练功动作自然调节。

4. 意念　吸气时意想经气从胸走手；呼气时意想经气由手走胸。意想整个胸背部肌群放松。以上动作均完成为 1 次，3～5 次为 1 组，每天 3～5 组。

三、作 用 机 制

通过肩臂做旋转、外展内收及屈伸活动，可带动及增强胸部运动，使胸中郁闭之气血得以宣通疏导，有调畅气机、疏通经络的作用；运动双侧大、小菱形肌，增强对胸椎中轴位的稳定作用（左右平衡）；左右转动胸廓以恢复肌肉与骨关节的力学平衡，纠正胸椎小关节错缝。

四、注意事项及禁忌证

（一）注意事项

胸背部疾病急性期应适当休息，睡卧宜取半卧位，待病情减轻，呼吸畅通后方可改为平卧或侧卧位。练功活动应注意循序渐进，活动次数由少到多，活动范围由小渐大。

（二）禁忌证

脊髓损伤、胸部骨折及多发肋骨骨折、肺不张、支气管扩张等。

第八节　腰部康复功法

一、适 应 范 围

第三腰椎横突综合征，腰椎间盘突出症，腰椎椎管狭窄症，梨状肌综合征，慢性腰肌劳损，腰部扭挫伤慢性期；各种原因导致的腰椎生理曲度改变、腰椎失稳、腰部肌肉萎缩；腰部日常活动锻炼。

二、动 作 要 领

（一）单腿后伸

1. 预备　练习者俯卧床上，去枕，双手置于两侧，掌心向上。

2. 动作

（1）练习者右膝关节伸直，右腿缓慢向后上抬起到最大限度，维持 6～8 秒，还原至起始位置（图 7-19A）。

（2）练习者左膝关节伸直，左腿缓慢向后上抬起到最大限度，维持 6～8 秒，还原至起始位置（图 7-19B）。

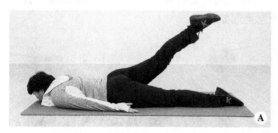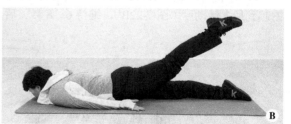

图 7-19　单腿后伸

3. 呼吸　做后伸运动时缓慢吸气，还原时缓慢呼气，在维持及放松状态时保持自然呼吸。

4. 意念　注意力集中于腰腿部，以维持其后伸至最大活动度。

以上动作均完成为 1 次，3～5 次为 1 组，每天 3～5 组。

（二）双腿后伸

1. 预备　练习者俯卧床上，去枕，双手交叉置于脑后（图 7-20A）。

2. 动作　练习者双膝关节伸直，双腿缓慢向后上抬起到最大限度（图 7-20B），维持 6～8 秒，后还原至起始位置。

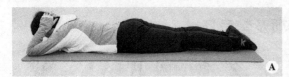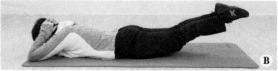

图 7-20　双腿后伸

3. 呼吸　做后伸运动时缓慢吸气，还原时缓慢呼气，在维持及放松状态时保持自然呼吸。

4. 意念　注意力集中于腰腿部，以维持其后伸至最大活动度。

以上动作均完成为 1 次，3～5 次为 1 组，每天 3～5 组。

（三）仰头背伸

1. 预备　练习者俯卧床上，去枕，双手置于腰部（图 7-21A）。

2. 动作　练习者用力挺胸抬头，使头胸缓慢离开床面达到最大活动度（图 7-21B），维持 6～8 秒，后还原至起始位置。

3. 呼吸　做后伸运动时缓慢吸气，还原时缓慢呼气，在维持及放松状态时保持自然呼吸。

4. 意念　注意力集中于腰腿部，以维持其后伸至最大活动度。

以上动作均完成为 1 次，3～5 次为 1 组，每天 3～5 组。

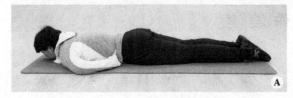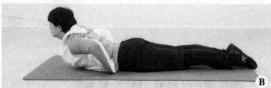

图 7-21　仰头背伸

（四）飞燕点水

1. 预备　练习者俯卧床上，去枕，两臂后伸，掌心向上（图 7-22A）。

2. 动作　练习者用力挺胸抬头，使头胸缓慢离开床面；同时，双膝关节伸直，双腿缓慢向后上抬起到最大活动度（图 7-22B），维持 6～8 秒，后还原至起始位置。

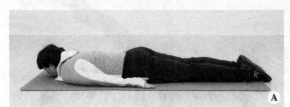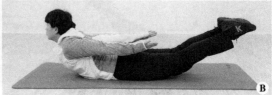

图 7-22　飞燕点水

3. 呼吸　做飞燕运动时缓慢吸气，还原时缓慢呼气，在维持及放松状态时保持自然呼吸。

4. 意念　注意力集中于背侧，以维持其向后最大背伸活动度。

以上动作均完成为 1 次，3～5 次为 1 组，每天 3～5 组。

（五）五点支撑

1. 预备　练习者仰卧床上，去枕，屈膝，双手置于身体两侧，掌心向下（图 7-23A）。

2. 动作　练习者依靠头、双肩和双脚共五点支撑，将腰部及臀部缓慢向上抬起至最大活动度（图 7-23B），维持 6～8 秒，后还原至起始位置。

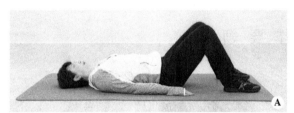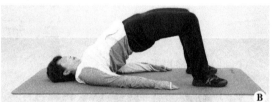

图 7-23　五点支撑

3. 呼吸　做撑起运动时缓慢吸气，还原时缓慢呼气，在维持及放松状态时保持自然呼吸。

4. 意念　注意力集中于背侧，以维持其最大撑起幅度。

以上动作均完成为 1 次，3～5 次为 1 组，每天 3～5 组。

（六）逆式呼吸

1. 预备　练习者仰卧床上，去枕，双手置于身体两侧，掌心向下。

2. 动作及呼吸　练习者双腿抬起，屈髋屈膝 90°，上肢、盆骨紧贴床面；用嘴缓慢呼气，呼出肺里所有空气，并放松腹部；通过鼻孔用力吸气，胸部自然膨胀，腹部自然收缩；维持 6～8 秒，用嘴缓慢呼气并还原至起始位，放松 5 秒。

3. 意念　注意力集中于腰腹，以维持最大呼吸活动度。

以上动作均完成为 1 次，3～5 次为 1 组，每天 3～5 组。

视频 7-2　逆
式呼吸

三、作 用 机 制

肌力或肌耐力不足及神经控制不良等原因可造成脊椎节段的不稳定，腰椎的稳定肌群主要包括腹横肌、多裂肌、腰方肌（深层部分）、深层旋转肌及竖脊肌。腰椎关节康复功法主要训练相应稳定肌群肌力和肌耐力，提高腰椎稳定性。

四、注意事项及禁忌证

（一）注意事项

练习者呼吸应均匀，动作应柔和而缓慢。在锻炼过程中，动作尽量至最大幅度并以最大活动度维持一定时间。有活动受限的患者，锻炼过程中可能有轻微疼痛，以不引起剧烈疼痛为度。锻炼需循序渐进。

（二）禁忌证

腰部肿瘤、脊柱结核、脊柱化脓性骨髓炎、化脓性脊柱炎、腰椎不稳定骨折、腰部扭挫伤急性期等。

第九节　髋部康复功法

一、适应范围

各种原因导致的髋关节活动受限，如轻、中度髋关节骨性关节炎，股骨头坏死等；髋部日常活动锻炼。

二、动作要领

（一）屈髋抵腹

1. 预备　练习者坐于靠背椅，两脚与肩同宽，脚尖朝前（图7-24A）。

2. 动作　练习者双手抱住膝关节下部，被动屈髋、屈膝，双手用力向心牵拉，使大腿前部缓慢接近腹部，达到能耐受的最大限度（图7-24B），维持6～8秒，缓慢恢复至起始位置。

3. 呼吸　做屈髋运动时缓慢呼气，还原时缓慢吸气，在维持及放松状态时保持自然呼吸。

4. 意念　注意力集中于髋部，以维持其最大屈曲活动度。

以上动作均完成为1次，3～5次为1组，每天3～5组。

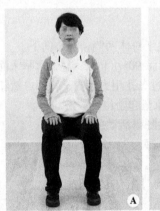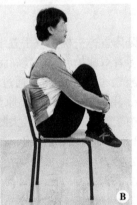

图7-24　屈髋抵腹

（二）挺髋后伸

1. 预备　练习者站立于靠背椅后，手扶椅背（图7-25A）。

2. 动作　练习者挺胸收腹，左下肢往后侧背伸，尽量达到最大活动度，膝关节伸直，身体直立，维持6～8秒，缓慢恢复至起始位置；左（图7-25B）右（图7-25C）交替。

3. 呼吸　做后伸运动时缓慢吸气，还原时缓慢呼气，在维持及放松状态时保持自然呼吸。

4. 意念　注意力集中于髋部，以维持其最大后伸活动度。

以上动作均完成为1次，3～5次为1组，每天3～5组。

（三）盘坐内旋

1. 预备　练习者坐于靠背椅上，两脚与肩同宽，脚尖朝前（图7-26A）。

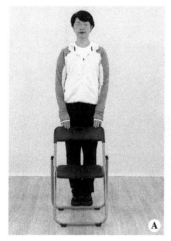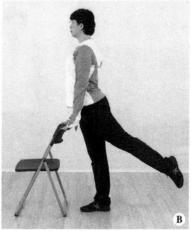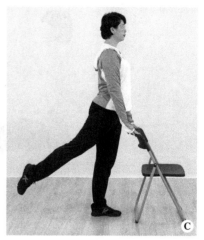

图 7-25 挺髋后伸

2. 动作 练习者右小腿缓慢盘在左大腿上，形成一个近似"4"字（图 7-26B），维持 6～8 秒，后缓慢恢复起始位置；左（图 7-26C）右交替。

3. 呼吸 运动时缓慢呼气，还原时缓慢吸气，在维持及放松状态时保持自然呼吸。

4. 意念 注意力集中于髋部及下肢，以维持其最大拉伸度。

以上动作均完成为 1 次，3～5 次为 1 组，每天 3～5 组。

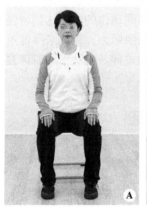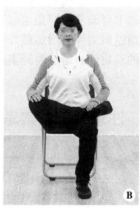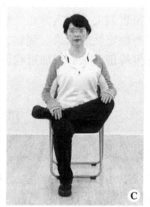

图 7-26 盘坐内旋

（四）坐位内旋

1. 预备 练习者坐于靠背椅上，两脚与肩同宽，双脚离地脚尖向上，双膝关节伸直，双下肢与上半身垂直（图 7-27A）。

2. 动作 练习者双下肢同时内旋至能耐受的最大活动度，双手置于大腿两侧（图 7-27B），维持 6～8 秒，缓慢恢复至起始位置。

3. 呼吸 运动时缓慢呼气，还原时缓慢吸气，在维持及放松状态时保持自然呼吸。

4. 意念 注意力集中于髋部及下肢，以维持其最大肌肉紧张度。

以上动作均完成为 1 次，3～5 次为 1 组，每天 3～5 组。

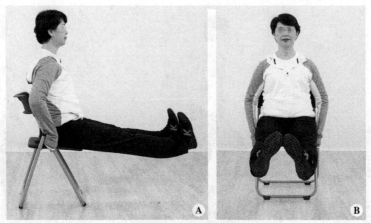

图 7-27　坐位内旋

三、作 用 机 制

　　髋关节康复功法通过屈髋抵腹、挺髋后伸、盘坐内旋、坐位内旋动作的训练，具有舒筋活络、强壮肢节、缓急止痛的功效，对维持关节稳定性、促进关节功能恢复、预防肌肉萎缩有良好的作用。从功能解剖角度看，髋周的肌肉大致可分为三组：位于髋后方深层的外旋肌群，包括梨状肌、上孖肌、下孖肌、闭孔内肌、股方肌、闭孔外肌；位于髋前方深层的髂腰肌主要负责屈髋和辅助髋关节的外旋；位于髋关节外侧的臀中肌和臀小肌主要负责髋关节的外展；位于髋关节后侧的臀大肌则主要负责髋关节的后伸和外旋。本套康复操即是通过不同动作的练习达到增强髋周肌肉力量，增加关节稳定性的效果。例如，通过肌力训练增加髋外展肌肌力，以此来降低冠状面重心向健侧移动速度峰值，从而增加冠状面的稳定性；通过髂胫束的拉伸及冠状面的肌肉强化达到锻炼效果。

四、注意事项及禁忌证

（一）注意事项

　　练习过程中注意维持上身直立，避免左右摇晃。动作起和落都应尽可能缓慢，尽可能维持要求的时长。如无法完成，可适当缩短时间，以肌肉轻微酸胀为度，随着练习的开展逐渐延长时间，循序渐进。髋关节置换术后不宜练习盘坐内旋动作。

（二）禁忌证

　　股骨颈骨折、髋关节脱位、骨盆骨折等。

第十节　膝部康复功法

一、适 应 范 围

　　各种原因导致的膝关节活动受限，如膝关节骨关节炎，膝关节交叉韧带损伤、侧副韧带损伤、半月板损伤，膝关节创伤性滑膜炎，膝关节慢性滑膜炎等；膝关节日常活动锻炼。

二、动 作 要 领

（一）尖足提踵

1. 预备 练习者面墙站立，身体离墙一臂长，两手轻轻扶于墙壁，与肩同高，两脚分开与肩同宽，脚尖朝前，目视前方（图7-28A）。

2. 动作 练习者将两脚跟尽力抬起，双前脚掌及脚趾用力着地，维持15秒，后缓慢恢复至起始位置（图7-28B）。

3. 呼吸 做提踵运动时缓慢吸气，还原时缓慢呼气，在维持及放松状态时保持自然呼吸。

4. 意念 注意力集中于膝部及下肢，以维持其最大紧张度。

以上动作均完成为1次，15次为1组，每天3组。

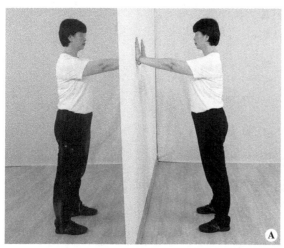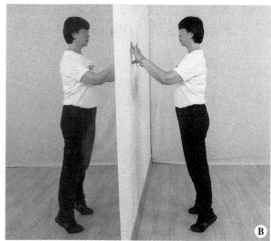

图7-28 尖足提踵

（二）跟足背伸

1. 预备 练习者面墙站立，身体离墙一臂长，两手轻轻扶于墙壁，与肩同高，两脚分开与肩同宽，脚尖朝前，目视前方（图7-29A）。

2. 动作 练习者将两脚尖尽力抬起，双脚跟负重着地，维持15秒，后缓慢恢复至起始位置（图7-29B）。

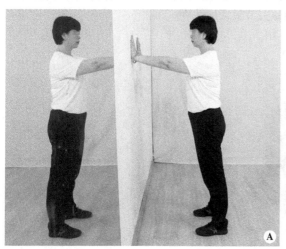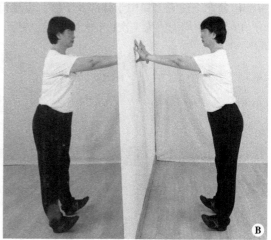

图7-29 跟足背伸

3. 呼吸　运动时缓慢吸气，还原时缓慢呼气，在维持及放松状态时保持自然呼吸。

4. 意念　注意力集中于膝部及下肢，以维持其最大紧张度。

以上动作均完成为 1 次，15 次为 1 组，每天 3 组。

（三）压腿伸筋

1. 预备　练习者坐于靠背椅上，将一侧膝关节屈曲（最大不超过 90°），另一侧下肢伸直（或尽量伸直），脚底紧贴地面（图 7-30A）。

2. 动作　练习者双手交叉，掌心向下，压于伸直侧髌骨（图 7-30B），力量适中，尽量维持膝关节伸直状态，维持 30 秒，缓慢恢复至起始位置；双侧下肢交替（图 7-30C、图 7-30D）。

3. 呼吸　发力压伸时缓慢吸气，还原时缓慢呼气，在维持及放松状态时保持自然呼吸。

4. 意念　注意力集中于膝部及下肢，以维持其最大拉伸度。

以上动作均完成为 1 次，15 次为 1 组，每天 3 组。

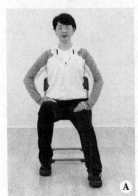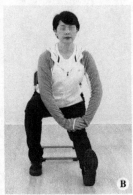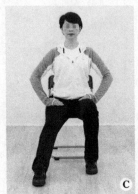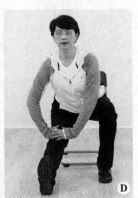

图 7-30　压腿伸筋

（四）抱膝拉筋

1. 预备　练习者坐于靠背椅上，双脚与肩同宽，双膝关节屈曲，双脚底紧贴地面（图 7-31A）。

2. 动作　练习者双手抱住一侧脚踝上部，做主动屈髋、屈膝，双手用力向身体腹部方向靠近，使脚跟缓慢接近同侧臀部，维持 5 分钟，缓慢恢复至起始位置；双侧下肢交替（图 7-31B、图 7-31C）。

3. 呼吸　做屈曲运动时缓慢呼气，还原时缓慢吸气，在维持及放松状态时保持自然呼吸。

4. 意念　注意力集中于膝部及下肢，以维持膝关节最大屈曲度。

以上动作均完成为 1 次，1 次为 1 组，每天 3 组。

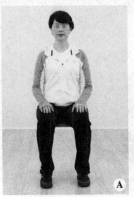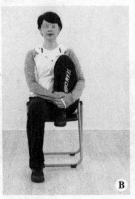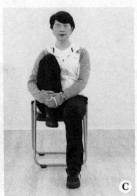

图 7-31　抱膝拉筋

（五）弓步调膝

1. 预备 练习者身体自然站立，双手自然垂于体侧，两脚分开与肩同宽，脚尖朝前，目视前方（图 7-32A）。

2. 动作 练习者身体重心缓慢向右移，抬起左脚向左前方 45°方向迈出一步，然后将身体重心慢慢移至左腿（此时左膝不超过左足尖，为保持平衡稳定，习练者可以双手按压于左膝上方），足跟先着地至全脚掌踏实，右腿伸直维持身体平衡（如患者可以保持平衡，可以抬起右足跟，一足尖着地保持平衡），动作持续 15 秒。双手离开左膝上方，将身体重心缓慢从左边移到身体正中，站直双膝，回到预备势；左右交替（图 7-32B、图 7-32C）。

3. 呼吸 全程维持和缓自然呼吸。

4. 意念 注意力集中于膝部及下肢，感知膝部及下肢力量的转换及协调。

以上动作均完成为 1 次，15 次为 1 组，每天 3 组。

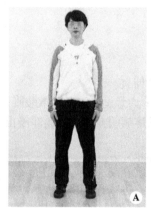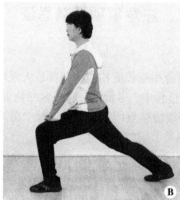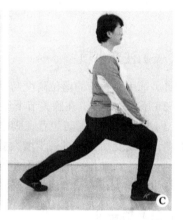

图 7-32 弓步调膝

（六）虚步调膝

1. 预备 练习者左弓步姿势（图 7-33A）。

2. 动作 练习者缓慢站直双膝，然后身体重心移至右腿，右腿缓慢屈膝，左腿伸直，并维持伸直位足尖着地成虚步（图 7-33B），动作持续 15 秒，右腿缓慢伸直，身体重心移至正中，收回左腿；左右交替（图 7-33C、图 7-33D）。

3. 呼吸 全程维持和缓自然呼吸。

4. 意念 注意力集中于膝部及下肢，感知膝部及下肢力量的转换及协调。

以上动作均完成为 1 次，15 次为 1 组，每天 3 组。

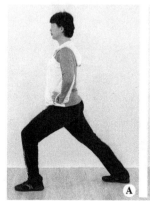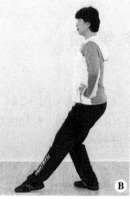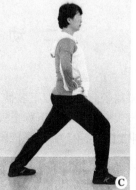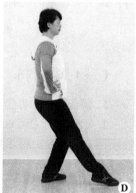

图 7-33 虚步调膝

三、作 用 机 制

膝关节康复功法通过尖足跟足式、压腿抱膝式、弓步虚步式的训练，起到理筋顺骨、强壮肢节、活血消肿、缓急止痛的功效，对增加下肢肌力、减轻关节肿胀、改善关节屈伸功能、维持关节稳定性有良好的作用。

从现代生物力学角度剖析，尖足跟足式通过交替上提脚跟及脚尖使小腿三头肌、股二头肌、股四头肌得到等张训练，增加肌力及膝关节稳定性，促进下肢血液循环。在尖足跟足式肌力训练的基础上，压腿抱膝式通过关节活动度练习，改善膝关节屈伸功能，改善关节液循环代谢。弓步虚步式通过交替开迈双下肢，并在转移重心的过程中，使躯体平衡能力、膝关节柔韧性、运动功能得到综合锻炼。

四、注意事项及禁忌证

（一）注意事项

（1）选用靠背椅的座位高度与自身小腿长度相当，腿部最大限度伸直。

（2）压腿式动作，在膝关节下压过程中，尽量维持脚底紧贴地面；力量适中，以轻微酸胀为度。

（3）抱膝式动作，若患者在脚跟缓慢接近同侧臀部的过程中感觉疼痛明显加重，遂即停止，维持不动，待耐受后，再进一步增大膝关节的屈曲角度。

（4）弓步式动作，向前方迈步宽度为 60~80cm，避免太宽导致重心不稳，太窄达不到治疗效果；弓步、虚步式的整个过程注意重心的转移，维持身体平衡。

（二）禁忌证

重度膝关节肿胀、糖尿病下肢坏疽、踝关节疾病导致下肢功能障碍、恶性肿瘤、膝关节局部良性肿瘤等。

第十一节　踝部康复功法

一、适 应 范 围

各种原因导致的踝关节活动受限，如踝关节骨折恢复期、陈旧性踝关节韧带损伤、足底筋膜炎等；踝关节日常活动锻炼。

二、动 作 要 领

（一）脚踩刹车

1. 预备　练习者坐于椅子前 1/2，双下肢伸直，脚跟点地（图 7-34A）。

2. 动作　练习者双脚尖慢慢下踩，下踩至极限（图 7-34B），有轻度酸痛感时停顿 6~8 秒。慢慢还原，再慢慢上翘背伸（图 7-34C），翘至极限时停顿 6~8 秒。

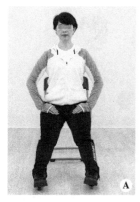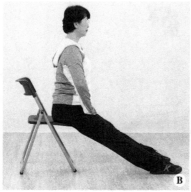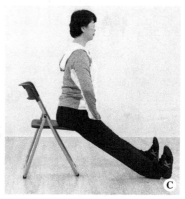

图 7-34 脚踩刹车

3. 呼吸 发力时缓慢吸气，还原时缓慢呼气，在维持及放松状态时保持自然呼吸。

4. 意念 注意力集中于踝足部，以维持踝部最大紧张度及活动度。

以上动作均完成为 1 次，3～5 次为 1 组，每天 3～5 组。

（二）划写数字

1. 预备 练习者取坐位，右腿屈膝，左腿伸直、脚跟微微抬离地面（图 7-35A）。

2. 动作 练习者用左脚脚尖划写阿拉伯数字 1 到 9，使踝关节朝不同方向运动，还原至准备动作，脚跟落地；左右交替（图 7-35B、图 7-35C）。

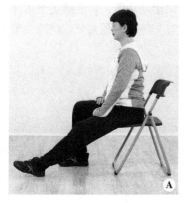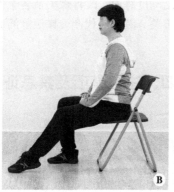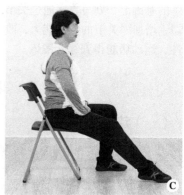

图 7-35 划写数字

3. 呼吸 维持平稳自然呼吸。

4. 意念 注意力集中于踝足部，以维持踝部运动的稳定性及活动度。

以上动作均完成为 1 次，3～5 次为 1 组，每天 3～5 组。

（三）搓滚舒筋

1. 预备 练习者取坐位，上肢维持放松，双脚踩在水瓶或木棍上（图 7-36A）。

2. 动作 练习者双脚向前后方向搓滚，向前搓至脚跟（图 7-36B），向后搓至脚尖（图 7-36C）。

3. 呼吸 全程维持平稳自然呼吸。

4. 意念 注意力集中于踝足部，以维持踝部运动的稳定性及活动度。

以上动作均完成为 1 次，3～5 次为 1 组，每天 3～5 组。

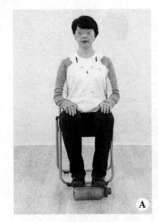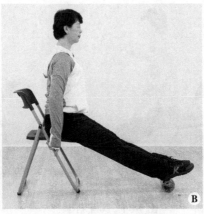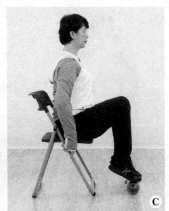

图 7-36　搓滚舒筋

三、作 用 机 制

　　踝关节康复操通过脚踩刹车、划写数字、搓滚舒筋的训练，起到理筋顺骨、强壮肢节、活血消肿、缓急止痛的功效，对增加下肢肌力、减轻关节肿胀、改善关节功能、增加本体感觉、维持关节稳定性及控制能力有良好的作用。

　　从现代生物力学角度剖析踝关节康复操，脚踩刹车通过交替下踩及上翘脚尖，使胫前肌、小腿三头肌、胫骨后肌得到等张训练，增加肌力及踝关节稳定性，促进下肢血液循环。在脚踩刹车肌力训练的基础上，划写数字通过关节活动度练习，改善踝关节各个方向活动功能，刺激踝关节本体感受器，增加踝关节的控制能力，改善关节液循环代谢。搓滚舒筋通过交替屈伸踝关节，使踝关节柔韧性、运动功能得到综合锻炼。

四、注意事项及禁忌证

（一）注意事项

　　（1）所选的靠背椅的座位高度与自身小腿长度相当，腿尽量伸直，若伸不直，做到最大限度即可。

　　（2）脚踩刹车，练习时坐于椅子前 1/2，双手扶于椅子两侧，以维持身体平衡。

　　（3）脚尖划写数字，练习时速度尽量慢，活动范围尽量大。

　　（4）搓滚舒筋，练习时双手体侧维持身体平衡，双脚向前搓至脚跟，向后搓至脚尖；速度缓慢，避免摔倒。

（二）禁忌证

　　新鲜踝关节骨折伴踝关节不稳定、重度踝关节肿胀、糖尿病下肢坏疽、踝关节置换术后、踝关节融合术后、踝关节肿瘤等。

　　（曾卫红、陈　铭、李宇辉、张　燕、李　楠、刘俊宁、吴广文、周俏吟、黄远鹏）

附录一　主要肌肉的徒手肌力评定

关节	运动	主动肌	检查方法	
肩关节	前屈	三角肌前部纤维、喙肱肌	5～3 级 体位：被检者取坐位，被检侧肩、肘关节屈曲 90°。 检查者一手固定被检者肩胛骨，另一手置于上臂远端，向肩关节后伸方向施加阻力，令被检者肩关节前屈。 能对抗最大阻力完成全关节活动范围的运动为 5 级。 仅能对抗中等阻力完成以上运动为 4 级。 能克服重力完成全关节活动范围的运动为 3 级。	2～0 级 体位：被检者取对侧卧位，肩、肘关节屈曲 90°。 检查者一手固定被检者肩胛骨，另一手置于上臂远端支托，令被检者肩关节前屈。 能完成关节活动范围的运动为 2 级。 检查者手置于被检者上肢近端 1/3 处触诊三角肌前部纤维，有收缩为 1 级，无收缩为 0 级。
	后伸	大圆肌、背阔肌、三角肌后部纤维	5～3 级 体位：被检者取俯卧位。 检查者一手固定被检者肩胛骨，另一手置于上臂远端，向肩关节前屈方向施加阻力，令被检者肩关节后伸。 能对抗最大阻力完成全关节活动范围的运动为 5 级。 仅能对抗中等阻力完成以上运动为 4 级。 能克服重力完成全关节活动范围的运动为 3 级。	2～0 级 体位：被检者取对侧卧位。 检查者一手固定被检者肩胛骨，另一手置于上臂远端支托，令被检者肩关节后伸。 能完成关节活动范围的运动为 2 级。 检查者手触诊肩胛下缘大圆肌、稍下方背阔肌、上臂后方三角肌后部纤维，有收缩为 1 级，无收缩为 0 级。
	外展	三角肌中部纤维、冈上肌	5～3 级 体位：被检者取坐位，被检侧上肢自然下垂，肘关节屈曲 90°。 检查者一手固定被检者肩胛骨，另一手置于上臂远端，向肩关节内收方向施加阻力，令被检者肩关节外展。 能对抗最大阻力完成全关节活动范围的运动为 5 级。 仅能对抗中等阻力完成以上运动为 4 级。 能克服重力完成全关节活动范围的运动为 3 级。	2～0 级 体位：被检者取仰卧位。 检查者一手固定被检者肩胛骨，另一手置于上臂远端支托，令被检者肩关节外展。 能完成关节活动范围的运动为 2 级。 检查者手置于被检者上肢近端 1/3 处触诊三角肌中部纤维，肩胛冈上窝处的冈上肌，有收缩为 1 级，无收缩为 0 级。

关节	运动	主动肌	检查方法	
肩关节	内旋	肩胛下肌、胸大肌、背阔肌、大圆肌	5～3级 体位：被检者取俯卧位，被检侧肩关节外展90°，前臂自然下垂。 检查者一手固定被检者肩胛骨，另一手置于前臂远端，向肩关节外旋方向施加阻力，令被检者肩关节内旋。 能对抗最大阻力完成全关节活动范围的运动为5级。 仅能对抗中等阻力完成以上运动为4级。 能克服重力完成全关节活动范围的运动为3级。	2～0级 体位：被检者取俯卧位，整个上肢垂于床沿外，令被检者肩关节内旋。 能完成关节活动范围的运动为2级。 检查者手触诊背阔肌、大圆肌，有收缩为1级，无收缩0级。
	外旋	冈下肌、小圆肌	参考肩关节内旋	参考肩关节内旋
肘关节	屈曲	肱二头肌、肱肌、肱桡肌	5～3级 体位：被检者取坐位，两臂自然放松于体侧。 检查者一手固定被检者上臂，另一手置于前臂远端，向肘关节伸展方向施加阻力，令被检者肘关节屈曲。 能对抗最大阻力完成全关节活动范围的运动为5级。 仅能对抗中等阻力完成以上运动为4级。 能克服重力完成全关节活动范围的运动为3级。	2～0级 体位：被检者取坐位，肩关节外展90°。 检查者一手置于被检者上臂远端，另一手置于前臂远端支托，令被检者肘关节屈曲。 能完成关节活动范围的运动为2级。 检查者手置于被检者肘关节前方触诊肱二头肌腱，有活动为1级，无活动为0级。
	伸展	肱三头肌	5～3级 体位：被检者取俯卧位，被检侧肩关节外展90°，前臂伸出床边下垂。 检查者一手固定被检者上臂，另一手置于前臂远端，向肘关节屈曲方向施加阻力，令被检者肘关节伸展。 能对抗最大阻力完成全关节活动范围的运动为5级。 仅能对抗中等阻力完成以上运动为4级。 能克服重力完成全关节活动范围的运动为3级。	2～0级 体位：被检者取坐位，肩关节外展90°，肘关节屈曲。 检查者一手置于被检者肘关节内侧支托，另一手置于前臂远端支托，令被检者肘关节伸展。 能完成关节活动范围的运动为2级。 检查者手置于被检者鹰嘴近端触诊肱三头肌腱，有活动为1级，无活动为0级。
腕关节	掌屈	桡侧腕屈肌、尺侧腕屈肌	5～3级 体位：被检者取坐位，被检侧前臂及手置于台面上，前臂旋后位，手指放松。 检查者一手固定被检者前臂，另一手置于掌指关节掌面，向背侧施加阻力，令被检者腕关节掌屈。 能对抗最大阻力完成全关节活动范围的运动为5级。 仅能对抗中等阻力完成以上运动为4级。 能克服重力完成全关节活动范围的运动为3级。	2～0级 体位：被检者取坐位，前臂中立位。 检查者一手置于被检者前臂下方，另一手置于第5掌骨尺侧背面支托，令被检者腕关节掌屈。 能完成关节活动范围的运动为2级。 检查者手置于被检者腕关节掌面尺侧触诊尺侧腕屈肌腱，有活动为1级，无活动为0级。
	背伸	桡侧腕长伸肌、桡侧腕短伸肌、尺侧腕伸肌	参考腕关节掌屈	参考腕关节掌屈

关节	运动	主动肌	检查方法	
髋关节	屈曲	腰大肌、髂肌	5～3级 体位：被检者取仰卧位，小腿伸出诊疗床边下垂。 检查者一手固定被检侧骨盆，另一手置于股骨远端向髋关节伸展方向施加阻力。令被检者髋关节屈曲。 能对抗最大阻力完成全关节活动范围的运动为5级。 仅能对抗中等阻力完成以上运动为4级。 能克服重力完成全关节活动范围的运动为3级。	2～0级 体位：被检者取对侧卧位，被检侧下肢伸展，对侧下肢屈曲。 检查者一手固定被检侧骨盆，另一手置于股骨远端支托，令被检者屈髋屈膝。 能完成关节活动范围的运动为2级。 检查者手置于腹股沟处触诊腰大肌，有收缩为1级，无收缩为0级。
	伸展	臀大肌、半腱肌、半膜肌、股二头肌长头	5～3级 体位：被检者取俯卧位，双臂自然放松于体侧。 检查者一手固定被检侧骨盆，另一手置于股骨远端向髋关节屈曲方向施加阻力。令被检者髋关节伸展。 能对抗最大阻力完成全关节活动范围的运动为5级。 仅能对抗中等阻力完成以上运动为4级。 能克服重力完成全关节活动范围的运动为3级。	2～0级 体位：被检者取对侧卧位，被检侧下肢伸展，对侧下肢屈曲。 检查者一手固定被检侧骨盆，另一手置于股骨远端支托，令被检者髋关节伸展。 能完成关节活动范围的运动为2级。 检查者置于被检侧臀部、臀肌粗隆上方，触诊臀大肌的上下两部分，有收缩为1级，无收缩为0级。
	内收	大收肌、短收肌、长收肌、耻骨肌、股薄肌	5～3级 体位：被检者取同侧卧位。 检查者一手托起对侧下肢约25°外展，另一手置于被检侧股骨远端向髋关节外展方向施加阻力。令被检者下肢内收。 能对抗最大阻力完成全关节活动范围的运动为5级。 仅能对抗中等阻力完成以上运动为4级。 能克服重力完成全关节活动范围的运动为3级。	2～0级 体位：被检者取仰卧位，双下肢外展约45°。 检查者一手置于被检者小腿远端后方支托，令被检者髋关节内收。 能完成关节活动范围的运动为2级。 检查者手置于被检者大腿内侧耻骨附近触诊内收肌群，有收缩为1级，无收缩为0级。
	外展	臀中肌	5～3级 体位：被检者取对侧卧位，被检侧下肢伸展，对侧下肢屈曲。 检查者一手固定被检侧骨盆，另一手置于股骨远端外侧，向髋关节内收方向施加阻力令被检者髋关节外展。 能对抗最大阻力完成全关节活动范围的运动为5级。 仅能对抗中等阻力完成以上运动为4级。 能克服重力完成全关节活动范围的运动为3级。	2～0级 体位：被检者取仰卧位。 检查者一手固定被检者骨盆，另一手置于小腿远端支托，令被检者髋关节外展。 能完成关节活动范围的运动为2级。 检查者手置于被检者股骨大转子上方外侧触诊臀中肌，有收缩为1级，无收缩为0级。

关节	运动	主动肌	检查方法	
髋关节	内旋	臀小肌、阔筋膜张肌	**5～3 级** 体位：被检者取坐位，小腿伸出床边下垂。检查者一手固定被检者大腿远端内侧，另一手置于小腿远端外侧，向髋关节外旋方向施加阻力，令被检者髋关节内旋。 能对抗最大阻力完成全关节活动范围的运动为 5 级。 仅能对抗中等阻力完成以上运动为 4 级。 能克服重力完成全关节活动范围的运动为 3 级。	**2～0 级** 体位：被检者取仰卧位。 检查者一手固定被检者对侧骨盆，另一手置于小腿远端支托，令被检者髋关节内旋。 能完成关节活动范围的运动为 2 级。 检查者手置于被检者髂前上棘后下方触诊阔筋膜张肌、臀小肌，有收缩为 1 级，无收缩 0 级。
	外旋	闭孔外肌、闭孔内肌、股方肌、梨状肌、上孖肌、下孖肌、臀大肌	参考髋关节内旋	参考髋关节内旋
膝关节	屈曲	股二头肌、半腱肌、半膜肌	**5～3 级** 体位：被检者取俯卧位，双下肢伸展，足伸出床外。 检查者一手固定被检者大腿，另一手置于小腿远端后方，向膝关节伸展方向施加阻力，令被检者膝关节屈曲。 能对抗最大阻力完成全关节活动范围的运动为 5 级。 仅能对抗中等阻力完成以上运动为 4 级。 能克服重力完成全关节活动范围的运动为 3 级。	**2～0 级** 体位：被检者取对侧卧位。 检查者一手置于被检者大腿远端支托，另一手置于小腿远端支托，令被检者膝关节屈曲。 能完成关节活动范围的运动为 2 级。 检查者手置于大腿远端后方触诊腘绳肌腱，有活动为 1 级，无活动为 0 级。
	伸展	股四头肌	**5～3 级** 体位：被检者取坐位，小腿伸出床边下垂。 检查者一手置于被检者大腿远端后方保持大腿呈水平位，另一手置于小腿远端前方，向膝关节屈曲方向施加阻力，令被检者膝关节伸展。 能对抗最大阻力完成全关节活动范围的运动为 5 级。 仅能对抗中等阻力完成以上运动为 4 级。 能克服重力完成全关节活动范围的运动为 3 级。	**2～0 级** 体位：被检者取对侧卧位。 检查者一手置于被检者大腿远端支托，另一手置于小腿远端支托，保持被检侧髋关节伸展，膝关节屈曲 90°，令被检者膝关节伸展。 能完成关节活动范围的运动为 2 级。 检查者手置于被检者髌骨上方触诊股四头肌腱，有活动为 1 级，无活动为 0 级。
踝关节	跖屈	腓肠肌、比目鱼肌	**5～3 级** 体位：被检者取坐位，小腿自然下垂，踝关节中立位。 检查者一手固定被检者小腿远端，另一手置于前脚掌面，向踝关节背伸方向施加阻力，令被检者踝关节跖屈。 能对抗最大阻力完成全关节活动范围的运动为 5 级。 仅能对抗中等阻力完成以上运动为 4 级。 能克服重力完成全关节活动范围的运动为 3 级。	**2～0 级** 体位：被检者取同侧卧位，踝关节中立位。 检查者一手固定被检者小腿远端，令被检者踝关节跖屈。 能完成关节活动范围的运动为 2 级。 检查者另一手触诊被检者跟腱，有活动为 1 级，无活动为 0 级。
	背伸	胫前肌	参考踝关节跖屈	参考踝关节跖屈

关节	运动	主动肌	检查方法	
颈椎	前屈	胸锁乳突肌、斜角肌、头长肌、颈长肌	5~3 级 体位：被检者取仰卧位，两臂自然放松于体侧。 检查者一手固定被检者胸廓下部，另一手置于被检者额部，向颈后伸方向施加阻力，令被检者颈部前屈。 能对抗最大阻力完成全关节活动范围的运动为 5 级。 仅能对抗中等阻力完成以上运动为 4 级。 能克服重力完成全关节活动范围的运动为 3 级。	2~0 级 体位：被检者取侧卧位。 检查者双手置于被检者头部支托。令被检者颈前屈。 能完成关节活动范围的运动为 2 级。 检查者一手置于被检者头部支托，另一手触诊胸锁乳突肌，有收缩为 1 级，无收缩为 0 级。
	后伸	斜方肌、头半棘肌、头夹肌、颈夹肌、骶棘肌、颈髂肋肌、头最长肌、头棘肌、颈棘肌、颈半棘肌	5~3 级 体位：被检者取俯卧位，头部伸出诊疗床，两臂自然放松于体侧。 检查者一手置于肩胛骨固定，另一手置于被检者的头后部，向颈前屈方向施加阻力，令被检者颈后伸。 能对抗最大阻力完成全关节活动范围的运动为 5 级。 仅能对抗中等阻力完成以上运动为 4 级。 能克服重力完成全关节活动范围的运动为 3 级。	2~0 级 体位：被检者取侧卧位。 检查者双手置于被检者头部支托。令被检者颈前屈。 能完成关节活动范围的运动为 2 级。 检查者一手置于被检者头部支托，另一手触诊斜方肌上束，有收缩为 1 级，无收缩为 0 级。
胸腰椎	前屈	腹直肌	5~3 级 体位：被检者取仰卧位，屈髋屈膝。 检查者固定被检者双下肢踝关节。 被检者双手抱头能坐起为 5 级。 双上肢胸前交叉抱肩能坐起为 4 级。 双上肢前平举能坐起为 3 级。	2~0 级 体位：同前。 仅能屈颈抬头，肩不能离开床面为 2 级。 不能抬起头和肩部，检查者手置于被检者上腹部，触诊腹直肌，令被检者咳嗽，有收缩为 1 级，无收缩为 0 级。
	后伸	骶棘肌、胸髂肋肌、胸最长肌、棘肌、腰髂肋肌、腰方肌	5~3 级 体位：被检者取俯卧位，胸以上身体伸出床外，检查者固定被检者骨盆，被检者双手在头后交叉。阻力施加于后胸背上部，令被检者挺直胸背抬起上半身。 能抗大阻力完成为 5 级。 能抗中等阻力完成为 4 级。 能抗重力抬起上半身为 3 级。	2~0 级 体位：同前。 仅能做头后仰动作为 2 级。 不能使头后仰，检查者手置于脊柱两侧触诊，有收缩为 1 级，无收缩为 0 级。

附录二　主要关节活动度的测量方法

关节	运动	体位	轴心	固定臂	移动臂	正常活动范围
肩关节	前屈和后伸	坐位或站立位（肱骨中立位）	肩峰	与腋中线平行	与肱骨纵轴平行	肩前屈：0°~170° 肩后伸：0°~60°
	外展	坐位或站立位（肱骨外旋位）	肩峰	与身体中线平行	与肱骨纵轴平行	0°~170°
	内旋和外旋	仰卧位，肩关节外展 90°，肘关节屈曲 90°，前臂中立位	尺骨鹰嘴	与地面垂直	与桡骨纵轴平行	肩内旋：0°~70° 肩外旋：0°~90°

续表

关节	运动	体位	轴心	固定臂	移动臂	正常活动范围
肘关节	屈曲和伸展	坐位，上臂在体侧自然下垂，前臂旋后，掌心向前	肱骨外上髁	与肱骨纵轴平行	与桡骨纵轴平行	肘屈曲：0°～150° 肘伸展：0°～5°
	前臂旋前和旋后	坐位，上臂置于体侧，肘屈90°，前臂中立位	第三掌指关节骨突处	与地面垂直	被检者手中握一支铅笔，将量角器的移动臂与铅笔平行	前臂旋前：0°～80° 前臂旋后：0°～80°
腕关节	掌屈和背伸	坐位，肘屈90°，前臂置于桌上，保持中立位	桡骨茎突	与前臂纵轴平行	与第二掌骨轴线平行	腕掌屈：0°～80° 腕背伸：0°～70°
	桡偏和尺偏	坐位，肘屈90°，前臂旋前掌心向下置于桌上	背侧第三掌骨根部	与前臂纵轴平行	与第三掌骨纵轴平行	腕桡偏：0°～20° 腕尺偏：0°～30°
髋关节	屈曲	仰卧位，对侧下肢伸直或屈膝	股骨大转子	与躯干的纵轴平行	与股骨纵轴（紧贴大腿外侧中线）平行	0°～90°/120°（对侧下肢伸直/屈曲）
	伸展	俯卧位，对侧下肢自然屈曲，待测腿伸直	股骨大转子	与身体纵轴平行	与股骨纵轴平行	0°～30°
	外展和内收	仰卧位，身体呈一条直线	髂前上棘	与两髂前上棘的连线平行	与股骨纵轴平行	测量的读数再减去90°即为最后读数，正常的髋关节外展活动范围应是0°～40°
	内旋和外旋	坐位，膝关节成90°屈曲，被测下肢在床边自然下垂	髌骨中心	与地面垂直	与胫骨纵轴平行	髋内旋：0°～35° 髋外旋：0°～45°
膝关节	屈曲和伸展	侧卧位，下面腿自然屈曲，待测腿伸展	股骨外侧髁	与股骨纵轴平行	与胫骨纵轴平行	膝屈曲：0°～135° 膝伸展：0°
踝关节	跖屈和背伸	坐位，膝关节屈曲，踝关节中立位，注意要防止踝关节内、外旋	外踝	与腓骨纵轴平行	与足底平行	测量的读数再减去90°即为最后读数，正常的踝关节跖屈活动范围应是0°～50° 踝关节背伸活动范围应是0°～20°
	内翻	仰卧位，膝关节伸直，踝关节中立位	邻近跟骨外侧面	与腓骨纵轴平行	与足跟跖面平行	测量的读数再减去90°即为最后读数，正常的踝关节内翻活动范围应是0°～35°
	外翻	仰卧位，膝关节伸直，踝关节中立位	跖趾关节内侧面中点	与腓骨纵轴平行	与足底跖面平行	测量的读数再减去90°即为最后读数，正常的踝关节外翻活动范围应是0°～20°

续表

关节	运动	体位	轴心	固定臂	移动臂	正常活动范围
颈椎	前屈和后伸	坐位或站立位,身体正直	肩峰侧面	在矢状面上与身体纵轴平行	与外耳道和头顶的连线平行	颈前屈:0°~45° 颈后伸:0°~45°
	颈侧屈	坐位或站立位,固定脊柱,避免胸腰椎代偿	第7颈椎棘突	在冠状面上与身体纵轴平行	与枕骨粗隆和第7颈椎棘突的连线平行	0°~45°
	旋转	坐位或站立位,固定脊柱,避免胸腰椎代偿	头顶	在水平面上与两肩峰连线平行	与头顶和鼻尖的连线平行	测量的读数再减去90°即为最后读数,正常的颈椎旋转活动范围应是0°~60°
胸腰椎	前屈和后伸	直立位	第5腰椎棘突	在矢状面上与身体纵轴平行	与第5腰椎棘突和第7颈椎棘突的连线平行	胸腰椎前屈:0°~80° 胸腰椎后伸:0°~30°
	侧屈	直立位	第5腰椎棘突	在冠状面上与身体纵轴平行	与第5腰椎棘突和第7颈椎棘突的连线平行	0°~40°
	旋转	坐位,固定骨盆	旋转	—	—	通过肩的旋转来测量运动弧,正常的脊柱旋转活动范围是0°~45°

附录三　伯格平衡量表

姓名:＿＿＿＿＿　性别:＿＿＿＿＿　年龄:＿＿＿＿＿　临床诊断:＿＿＿＿＿

项目	指令	评分标准	得分
1. 从坐到站	请站起来,尝试不用你的手支撑	4 不需要帮助独立稳定的站立 3 需要手的帮助,独立的由坐到站 2 需要手的帮助并且需要尝试几次才能站立 1 需要别人最小的帮助来站立或保持稳定 0 需要中度或最大帮助来站立	
2. 无支撑的站立	请在无支撑的情况下站好2min	4 能安全站立2min 3 在监护下站立2min 2 无支撑站立30s 1 需要尝试几次才能无支撑站立30s 0 不能独立站立30s	
3. 无支撑情况下坐,双脚放在地板或凳子上	请合拢双上肢坐2min	4 能安全地坐2min 3 无靠背支持地坐2min,但需要监护 2 能坐30s 1 能坐10s 0 无支撑的情况下不能坐10s	

续表

项目	指令	评分标准	得分
4. 从站到坐	请坐下	4 轻松用手即可安全地坐下 3 须用手的帮助来控制下降 2 需用腿后部靠在椅子上来控制下降 1 能独立坐下，但不能控制下降速度 0 需帮助才能坐下	
5. 转移	请从床上起来坐到椅子上	4 需用手的少量帮助即可安全转移 3 需要手的帮助才能安全转移 2 需要语言提示或监护下才能转移 1 需一人帮助 0 需两人帮助或监护才能安全转移	
6. 闭目站立	请闭上眼睛站立 10s	4 能安全地站立 10s 3 在监护情况下站立 10s 2 能站 3s 1 站立很稳，但闭目不能超过 3s 0 需帮助防止跌到	
7. 双脚并拢站立	请你在无帮助情况下双脚并拢站立	4 双脚并拢时能独立安全地站 1min 3 在监护情况下站 1min 2 能独立将双脚并拢但不能维持 30s 1 需帮助两脚才能并拢，但能站立 15s 0 需帮助两脚并拢，不能站立 15s	
8. 站立情况下双上肢前伸距离	请将上肢抬高 90°将手指伸直并最大可能前伸	4 能够前伸超过 25cm 3 能够安全前伸超过 12cm 2 能够前伸超过 5cm 1 在有监护情况下能够前伸 0 在试图前伸时失去平衡或需要外界帮助	
9. 站立位下从地面捡物	请捡起地上的拖鞋	4 能安全容易地捡起拖鞋 3 在监护下能捡起拖鞋 2 不能捡起拖鞋但是能达到离鞋 2~5cm 处而可独立保持平衡 1 不能捡起，而且捡的过程需要监护 0 不能进行或进行时需要帮助他保持平衡预防跌倒	
10. 站立位下从左肩及右肩上向后看	从左肩上向后看，再从右肩上向后看	4 可从两边向后看，重心转移好 3 可从一边看，从另一边看时重心转移少 2 仅能向侧方转身但能保持平衡 1 转身时需要监护 0 需要帮助来预防失去平衡或跌倒	
11. 原地旋转 360°	旋转完整 1 周，暂停，然后从另一方向旋转完整 1 周	4 两个方向均可在 4s 内完成 360°旋转 3 只能在一个方向 4s 内完成旋转 360° 2 能安全旋转 360°但速度慢 1 需要严密的监护或语言提示 0 在旋转时需要帮助	
12. 无支撑站立情况下用双脚交替踏台	请交替用脚踏在台阶/踏板上，连续做直到每只脚接触台阶/踏板 4 次	4 能独立、安全地在 20S 内踏 8 次 3 能独立、安全踏 8 次，但时间超过 20S 2 能监护下完成 4 次，但不需要帮助 1 在轻微帮助下完成 2 次 0 需要帮助预防跌倒/不能进行	

续表

项目	指令	评分标准	得分
13. 无支撑情况下两脚前后站立	将一只脚放在另一只脚正前方	4 脚尖对足跟站立没有距离，持续 30s 3 脚尖对足跟站立有距离，持续 30s 2 脚向前迈一小步但不在一条直线上，持续 30s 1 帮助下脚向前迈一步，但可维持 15s 0 迈步或站立时失去平衡	
14. 单腿站立	请尽最大努力单腿站立	4 能用单腿站立并能维持 10s 以上 3 能用单腿站立并能维持 5～10s 2 能用单腿站立并能站立≥3s 1 能够抬腿，不能维持 3s，但能独立站立 0 不能进行或需要帮助预防跌倒	

得分：_____　检查者：_____　测定时间：_____

附录四　蒂内蒂平衡与步态总量表

姓名：_____　性别：_____　年龄：_____　临床诊断：_____

一、平衡测试

患者坐在没有扶手的硬椅子上

1. 坐位平衡
   （0）斜靠或从椅子上滑下
   （1）稳定
2. 起身
   （0）没有帮助就无法完成
   （1）用胳膊帮助才能完成
   （2）不用胳膊就能完成
3. 试图起身
   （0）没有帮助就无法完成
   （1）需要尝试 1 次以上才能完成
   （2）1 次尝试就能完成
4. 立即站起来时平衡功能（站起的头 5 秒）
   （0）不稳（摇晃，移动脚步，明显躯干摆动）
   （1）稳定，但是需要助行器或手杖，或抓住其他物体支撑
   （2）稳定，不需要助行器或手杖，或抓住其他物体支撑
5. 坐下时平衡
   （0）不稳
   （1）稳定，但是两脚距离较宽[足跟中点间距离大于 4 英寸（1 英寸=2.54cm）]，或使用手杖、助行器或其他支撑
   （2）稳定，两脚距离较窄，且不需要支撑
6. 轻推（患者双脚尽可能靠拢站立，用手轻推 3 次）
   （0）开始就会摔倒
   （1）摇晃并要抓东西，但是只抓自己
   （2）稳定
7. 闭眼（同第 6 姿势）
   （0）不稳
   （1）稳定
8. 转身 360°
   （0）不连续的步骤
   （1）不稳定（手臂及身体摇晃）
   （2）稳定

9. 坐下

（0）不安全

（1）用胳膊或动作不连贯

（2）安全且动作连贯

备注：根据后退的危险性，如果从后方拉患者可能更安全

总分（满分16分）：＿＿＿＿＿＿＿

二、步态测试

以舒适速度，使用辅具＿＿＿＿＿＿，走3公尺（1公尺=1m），需＿＿＿＿＿＿秒。

测试项目

1. 起步

（0）有迟疑，或须尝试多次方能启动

（1）正常启动

2. 抬脚高度

a.左脚跨步

（0）脚拖地，或抬高大于1～2英寸

（1）脚完全离地，但不超过1～2英寸

b.右脚跨步

（0）脚拖地，或抬高大于1～2英寸

（1）脚完全离地，但不超过1～2英寸

3. 步长

a.左脚跨步

（0）跨步的脚未超过站立的对侧脚

（1）有超过站立的对侧脚

b.右脚跨步

（0）跨步的脚未超过站立的对侧脚

（1）有超过站立的对侧脚

4. 步态对称性

（0）两脚步长不等

（1）两脚步长相等

5. 步伐连续性

（0）步伐与步伐之间不连续或中断

（1）步伐连续

6. 走路路径（行走大约3公尺长）

（0）明显偏移到某一边

（1）轻微/中度偏移或使用步行辅具

（2）走直线，且不需辅具

7. 躯干稳定

（0）身体有明显摇晃或需使用步行辅具

（1）身体不晃，但需屈膝或有背痛或张开双臂以维持平衡

（2）身体不晃，无屈膝，不需张开双臂或使用辅具

8. 步宽（脚跟距离）

（0）脚跟分开（步宽大）

（1）走路时两脚跟几乎靠在一起

总分（满分12分）：＿＿＿＿＿＿＿

检查者签名：＿＿＿＿＿＿＿

附录五　康斯坦特-蒙利肩关节功能评分量表

Ⅰ 疼痛程度（最高分 15 分）

评分：

无疼痛 15 分

轻度痛 10 分

中度痛 5 分

严重痛 0 分

Ⅱ 日常生活（最高分 20 分）

　i. 日常生活活动的水平：

　　正常生活[1]4 分

　　正常的娱乐和体育活动[1]4 分

　　不影响睡眠 2 分

　ii. 手的位置：

　　上抬到腰部 2 分

　　上抬到剑突 4 分

　　上抬到颈部 6 分

　　上抬到头顶部 8 分

　　举过头顶部 10 分

Ⅲ 肩关节活动度：

　i. 前屈、后伸、外展、内收活动分别按下列标准评分

　　（每种活动最高分 10 分，4 项最高 40 分）：

　　0°～30°　0 分

　　31°～60°　2 分

　　61°～90°　4 分

　　91°～120°　6 分

　　121°～150°　8 分

　　151°～180°　10 分

　ii. 外旋（最高分 10 分）[2]：

　　手放在头后肘部保持向前 2 分

　　手放在头后肘部保持向后 2 分

　　手放在头顶肘部保持向前 2 分

　　手放在头顶肘部保持向后 2 分

　　手放在头顶再充分向上伸直上肢 2 分

　iii. 内旋（最高分 10 分）：

　　手背可达大腿外侧 0 分

　　手背可达臀部 2 分

　　手背可达腰骶部 4 分

　　手背可达腰部（第 3 腰椎水平）6 分

　　手背可达第 12 胸椎体水平 8 分

　　手背可达肩胛下角水平（第 7 胸椎水平）10 分

Ⅳ. 外展肌力（最高分 25 分）：

0 级 0 分

Ⅰ级 5 分

Ⅱ级 10 分

Ⅲ级 15 分

Ⅳ级 20 分

Ⅴ级 25 分

注：1）正常生活和正常的娱乐、体育活动均分为 5 个等级，程度由重到轻对应 0～4 分，其中 0 分为完全受到影响，4 分为完全不受影响，其余 3 个等级由患者根据自身情况分别给出 1 分、2 分、3 分的评分。

2）肩关节活动度部分的外旋项目，各选项评分均为 2 分，能做到得 2 分，做不到得 0 分，最终外旋项目得分为各选项得分之和。

检查者签名：_____

附录六　梅奥肘关节功能评分量表

姓名：_____　性别：_____　年龄：_____　临床诊断：_____

功能	评分	功能	评分
疼痛（45 分）	【　】	稳定性（10 分）	【　】
无疼痛	45	稳定（无明显内外翻松弛）	10
轻度疼痛：偶尔疼痛	30	中度稳定（≤10°内外翻松弛）	5
中度疼痛：偶尔疼痛，需要止痛药，活动受限	15	不稳定（＞10°内外翻松弛）	0
严重疼痛：丧失活动能力	0		
运动（20 分）	【　】	日常生活功能（25 分）	【　】
＞100°	20	梳头	5
50°～100°	15	自己吃饭	5
＜50°	5	清洁会阴	5
		自己穿衣	5
		自己穿鞋	5

总分（100 分）：

优秀：90 分以上；良好：75～89 分；及格：60～74 分；差：＜60 分。

检查者签名：_____

附录七 腕关节患者功能评分量表

姓名：_____ 记录日期：_____

以下表格将有助于我们了解在过去一周你的腕关节有什么程度的障碍，请你将上一周的腕关节症状在 0～10 分度内取一个平均值，如果你不能活动你的腕关节，请估计以下疼痛或困难将会有多大，如果伤后没有活动过关节，可以空项不填。

1. 疼痛

请你将过去一周内最能体现你的腕关节疼痛的平均数在下列 0～10 分度的评分表中圈出来，0 代表一点都不痛，10 代表从未有过的疼痛，或者由于这种疼痛而不敢活动。

例如：0 1 2 3 4 5 6 7 8 9 10

不疼 最痛

疼痛分级

休息时　　　　　　　　　　　0 1 2 3 4 5 6 7 8 9 10

反复做腕关节运动时　　　　　0 1 2 3 4 5 6 7 8 9 10

举重物时　　　　　　　　　　0 1 2 3 4 5 6 7 8 9 10

最疼时　　　　　　　　　　　0 1 2 3 4 5 6 7 8 9 10

疼痛的频度　　　　　　　　　0 1 2 3 4 5 6 7 8 9 10

2. 功能

A. 特殊功能

请你将过去一周内你感到最能体现你困难程度的动作，在下列 0～10 分度的评分表中圈出来，0 代表没有任何困难，10 代表十分困难，什么也不能干。

例如：0 1 2 3 4 5 6 7 8 9 10

无困难 不能做

拧门把手　　　　　　　　　　0 1 2 3 4 5 6 7 8 9 10

用手拿刀切肉　　　　　　　　0 1 2 3 4 5 6 7 8 9 10

系衣服扣子　　　　　　　　　0 1 2 3 4 5 6 7 8 9 10

用双手支撑从椅子上站起来　　0 1 2 3 4 5 6 7 8 9 10

用手提 10 磅（1 磅=0.454kg）的重物　0 1 2 3 4 5 6 7 8 9 10

使用卫生纸　　　　　　　　　0 1 2 3 4 5 6 7 8 9 10

B. 特殊功能

请你将过去一周内你感到最能体现你困难程度的一般动作，在下列 0～10 分度的评分表中圈出来，0 代表没有任何困难，10 代表十分困难，以至于无法做这些日常活动。

日常起居（穿衣、洗漱）　　　0 1 2 3 4 5 6 7 8 9 10

家务劳动（打扫卫生、修缮）　0 1 2 3 4 5 6 7 8 9 10

工作　　　　　　　　　　　　0 1 2 3 4 5 6 7 8 9 10

娱乐活动　　　　　　　　　　0 1 2 3 4 5 6 7 8 9 10

具体计算方法：功能有关的小项得分之和除以 2（满分 50），加上疼痛小项的总分，这样可以得到一个 0～100 分的分值。分值越高，疼痛和功能障碍越严重。

检查者签名：_____

附录八　卡罗尔手功能测试量表

姓名：_____　性别：_____　年龄：_____　临床诊断：_____

分类	方法	试验用品规格（1～25 cm）	重量（g）	得分
Ⅰ. 抓握	1. 抓起正方体木块	10×10×10	576	
	2. 抓起正方体木块	7.5×7.5×7.5	243	
	3. 抓起正方体木块	5×5×5	72	
	4. 抓起正方体木块	2.5×2.5×2.5	9	
Ⅱ. 握	5. 握圆柱体	直径 4，长 15	500	
	6. 握圆柱体	直径 2.2，长 10	125	
Ⅲ. 侧捏	7. 用拇指与示指侧捏起石板条	11×2.5×1	61	
Ⅳ. 捏	8. 捏起木球	直径 7.5	100	
	9～24. 分别用拇指与示指、中指、环指和小指捏起 4 个不同大小的玻璃球或钢球	直径 1.6±	6.3	
		直径 1.1±	6.6	
		直径 0.6±	1.0	
		直径 0.4±	0.34	
Ⅴ. 放置	25. 把一个钢垫圈套在钉子上	外径 3.5，内径 1.5，厚 0.25±	14.5	
	26. 把熨斗放在架子上		2730	
Ⅵ. 旋前和旋后	27. 把壶里的水倒进一个杯子里	2.84L		
	28. 把杯里的水倒进另一个杯子里（旋后）	273ml±		
	29. 把杯里的水倒进前一个杯子里（旋后）			
	30. 把手依次放在头后			
	31. 把手放在头顶			
	32. 把手放在嘴上			
	33. 写上自己的名字			

注："±"表示左右。

各项评分标准：0 分，完全不能完成；1 分，只能部分完成；2 分，能完成，但慢或笨拙；3 分，能正常完成。将评分相加，得出总分，然后按照下表标准评级。

总分：_____

卡罗尔手功能评定标准

功能级	分级
Ⅰ. 微弱	0～25
Ⅱ. 很差	26～50
Ⅲ. 差	51～75
Ⅳ. 功能不完全	76～89
Ⅴ. 完全有功能	90～98
Ⅵ. 功能达到最大	99（优势手）、96（非优势手）

检查者签名：_____

附录九　哈里斯髋关节功能评分量表

姓名：_____　性别：_____　年龄：_____　临床诊断：_____

项目	得分	项目	得分
Ⅰ.疼痛		2. 功能活动	
无	（44）	（1）上楼梯	
轻微	（40）	正常	（4）
轻度，偶服止痛药	（30）	正常，需扶楼梯	（2）
轻度，常服止痛药	（20）	勉强上楼	（1）
重度，活动受限	（10）	不能上楼	（0）
不能活动	（0）	（2）穿袜子，系鞋带	
Ⅱ. 功能		容易	（4）
1. 步态		困难	（2）
（1）跛行		不能	（0）
无	（11）	（3）坐椅子	
轻度	（8）	任何角度坐椅子，大于1小时	（5）
中度	（5）	高椅子坐半小时以上	（3）
重度	（0）	坐椅子不能超过半小时	（0）
不能行走	（0）	（4）乘公交	
（2）行走时辅助		能上公共交通	（1）
不用	（11）	不能上公共交通	（0）
长距离用一个手杖	（7）	Ⅲ.畸形	
全部时间用一个手杖	（5）	具备下述四条：	
拐杖	（4）	a. 固定内收畸形<10°	（1）
2个手杖	（2）	b. 固定内旋畸形<10°	（1）
2个拐杖	（0）	c. 肢体短缩<3.2cm	（1）
不能行走	（0）	d. 固定屈曲畸形<30°	（1）
（3）行走距离		Ⅳ. 关节活动度（屈＋展＋收＋内旋＋外旋）	
不受限	（11）	210º～300º	（5）
1km 以上	（8）	160º～209º	（4）
500m 左右	（5）	100º～159º	（3）
室内活动	（2）	60º～99º	（2）
卧床或坐椅	（0）	30º～59º	（1）
		0º～29º	（0）

评分标准：90分以上为优良，80～89分为较好，70～79分为尚可，小于70分为差。

得分：_____　检查者：_____　测定时间：_____

附录十　特种外科医院膝关节评分量表

姓名：_____　性别：_____　年龄：_____　临床诊断：_____

项目	评分指标	分值	得分
1. 疼痛（30分）	行走时无疼痛	15	
	行走时有轻度疼痛	10	
	行走时有中度疼痛	5	
	行走时有重度疼痛	0	
	休息时无疼痛	15	
	休息时轻度疼痛	10	
	休息时中度疼痛	5	
	休息时重度疼痛	0	

续表

项目	评分指标	分值	得分
2. 功能（22分）	行走站立无限制	12	
	行走 2500～5000m，站立时间大于 30 分钟	10	
	行走 500～2500m，站立时间小于 30 分钟	8	
	行走小于 500m	4	
	不能行走	0	
	能上楼梯	5	
	能上楼梯，但需要辅助	2	
	屋内行走，无须辅助	5	
	屋内行走，需要辅助	2	
3. 关节活动度（18分）	每活动 8°得 1 分，最高 18 分	18	
4. 肌力（10分）	优：股四头肌完全能对抗阻力	10	
	良：股四头肌能对抗部分阻力	8	
	中：股四头肌能带动关节活动	4	
	差：股四头肌不能带动关节活动	0	
5. 屈膝畸形（10分）	无畸形	10	
	小于 5°畸形	8	
	5°～10°畸形	5	
	大于 10°畸形	0	
6. 稳定性（10分）	无	10	
	0°～5°	8	
	6°～15°	5	
	大于 15°	0	
得分合计			
7. 减分项目 扶拐	单手杖	−1	
	单拐杖	−2	
	双拐杖	−3	
伸直	伸直受限 5°	−2	
	伸直受限 10°	−3	
	伸直受限 15°	−5	
内外翻	内翻（每 5°减 1 分）	−1×	
	外翻（每 5°减 1 分）	−1×	
减分合计			

得分：_____ 检查者：_____ 测定时间：_____

附录十一　马里兰足功能评分量表

姓名：_____　性别：_____　年龄：_____　临床诊断：_____

评估内容	得分
1. 疼痛	
无疼痛，包括运动时	45
轻微疼痛，日常生活或工作能力无变化	40
轻度疼痛，日常生活或工作能力仅有微小的变化	35
中度疼痛，日常生活活动明显减少	30
明显疼痛，在很轻的日常活动中，如洗澡、简单家务劳动中即出现，经常需服用较强的镇痛剂	10
残疾，不能工作或购物	5
2. 功能	
行走距离	
不受限	10
轻度受限	8
中度受限（2～3 个街区）	5
重度受限（1 个街区）	2
仅能在室内活动	0
稳定性	
正常	4
感觉无力，但不是真正地打软腿	3
偶尔打软腿（1～2 个月一次）	2
经常打软腿	1
需要使用矫形支具	0
支撑工具	
不需要	4
手杖	3
腋杖	1
轮椅	0
跛行	
无	4
轻度	3
中度	2
重度	1
不能行走	0
穿鞋	
不受限制	10
很小的妨碍	9
只能穿平底、有带子的鞋子	7
穿矫形鞋	5

评估内容	得分
穿加垫鞋	2
不能穿鞋	0
上楼梯	
正常	4
需要扶楼梯扶手	3
使用其他任何方法	2
不能上楼梯	0
行走时对地面的要求	
任何地面均能行走	4
在石头地面和山丘行走有问题	2
在平地行走有问题	0
外观	
正常	10
轻度畸形	8
中度畸形	6
重度畸形	0
多种畸形	0
活动度（踝关节、距下关节、中跗关节、跖趾关节）与健侧对比	
正常	5
轻度减少	4
明显减少	2
僵直	0

评定标准：优，90~100分；良，75~89分；中，50~74分；差，<50分。

得分：＿＿＿＿　　检查者：＿＿＿＿　　测定时间：＿＿＿＿

附录十二　颈椎病治疗成绩评分量表

姓名：＿＿＿＿　性别：＿＿＿＿　年龄：＿＿＿＿　职业：＿＿＿＿　就诊日期：＿＿＿年＿＿月＿＿日

主诉：头痛、头晕／颈、肩、背部疼痛、不适／上肢疼痛、麻木、不适

病程：＿＿＿＿　年

1. 自觉症状（最高分10分）

　（1）颈、肩、背部疼痛

　　　无 3分

　　　偶有轻度疼痛 2分

　　　常有轻度疼痛 1分

　　　常有严重或剧烈疼痛 0分

　（2）上肢痛和（或）麻木

　　　无 3分

　　　偶有轻度疼痛和（或）麻木 2分

　　　常有轻度疼痛和（或）麻木 1分

　　　常有严重或剧烈疼痛和（或）麻木 0分

（3）活动痛

　　无 2分

　　轻度 1分

　　明显 0分

（4）头痛、头晕

　　无 2分

　　轻度 1分

　　明显 0分

2. 临床检查（最高分13分）

（1）压痛

　　无 2分

　　轻度 1分

　　明显 0分

（2）压顶和（或）椎间孔挤压试验

　　阴性 1分

　　阳性 0分

（3）臂丛牵拉试验

　　阴性 1分

　　阳性 0分

（4）感觉障碍：较对侧减低或过敏

　　正常～20% 3分

　　>20%且≤50% 2分

　　>50% 1分

　　无感觉 0分

（5）肌力分级

　　Ⅴ级 4分

　　Ⅲ～Ⅳ级 3分

　　Ⅱ级 2分

　　Ⅰ级 1分

　　0级 0分

（6）霍夫曼征

　　阴性 1分

　　阳性 0分

（7）颈过伸试验

　　阴性 1分

　　阳性 0分

3. 日常生活动作（最高分4分）

（1）睡觉翻身

　　容易 2分

　　困难 1分

　　非常困难 0分

（2）颈活动

　　容易 2分

　　困难 1分

　　非常困难 0分

4. 自我满意程度

很满意

满意

不满意

附：第四项作为参考。

影像学诊断

X 线片：骨质增生 椎间孔变小 椎间隙变窄 生理曲度变直 颈椎不稳

位置：$C_2 \sim C_3$　$C_3 \sim C_4$　$C_4 \sim C_5$　$C_5 \sim C_6$　$C_6 \sim C_7$

CT/MRI：椎间盘（膨出 突出 脱出）

位置：$C_2 \sim C_3$　$C_3 \sim C_4$　$C_4 \sim C_5$　$C_5 \sim C_6$　$C_6 \sim C_7$

最高总评分 27 分

治疗前评分_____分　　　填表人_____　　　年　　月　　日

治疗后评分_____分　　　填表人_____　　　年　　月　　日

注：改善指数和改善率计算公式如下。

$$改善指数 = \frac{治疗后评分 - 治疗前评分}{治疗后评分}$$

$$改善率 = \frac{治疗后评分 - 治疗前评分}{正常评分 - 治疗前评分} \times 100\%$$

附录十三　奥斯沃斯特里功能障碍指数问卷表

姓名：_____　　性别：_____　　年龄：_____　　临床诊断：_____

1. 疼痛的程度（腰背痛或腿痛）

□无任何疼痛

□有很轻微的痛

□较明显的痛（中度）

□明显的痛（相当严重）

□严重的痛（非常严重）

□痛得不能做任何事

2. 日常生活自理能力（洗漱、穿脱衣服等活动）

□日常生活完全能自理，一点也不伴腰背痛或腿痛

□日常生活完全能自理，但引起腰背痛或腰痛加重

□日常生活虽能自理，由于活动时腰背或腿痛加重，以致动作小心、缓慢

□多数日常活动可自理，有的需他人帮助

□绝大多数的日常活动需要他人帮助

□穿脱衣服、洗漱困难，只能躺在床上

3. 提物

□提重物时并不引起腰背痛或腿痛加重

□能提重物，但腰背痛或腿痛加重

□由于腰背痛或腿痛，以致不能将地面上的重物拿起，但能拿起放在合适位置上的重物，如放在桌子上的

□由于腰背痛或腿痛，以致不能将地面上较轻的物体拿起，但能拿起放在合适位置上较轻的物品，如放在桌子上的

□只能拿轻一点的东西

□任何东西都提不起来或拿不动

4. 行走

　□腰背痛或腿痛，但一点也不妨碍走多远

　□由于腰背痛或腿痛，最多只能走 1 英里（约 1610m）

　□由于腰背痛或腿痛，最多只能走 0.5 英里（约 805m）

　□由于腰背痛或腿痛，最多只能走 100m

　□只能借助拐杖或手杖行走

　□不得不躺在床上，排便也只能用便盆

5. 坐

　□随便多高的椅子，想坐多久，就坐多久

　□只要椅子高矮合适，想坐多久，就坐多久

　□由于疼痛加重，最多只能坐 1 小时

　□由于疼痛加重，最多只能坐半小时

　□由于疼痛加重，最多只能坐 10 分钟

　□由于疼痛加重，一点也不敢坐

6. 站立

　□想站多久，就站多久，疼痛不会加重

　□想站多久，就站多久，但疼痛有些加重

　□由于疼痛加重，最多只能站 1 小时

　□由于疼痛加重，最多只能站半小时

　□由于疼痛加重，最多只能站 10 分钟

　□由于疼痛加重，一点也不敢站

7. 睡眠

　□半夜不会痛醒

　□有时晚上会被痛醒

　□由于疼痛，最多只能睡 6 小时

　□由于疼痛，最多只能睡 4 小时

　□由于疼痛，最多只能睡 2 小时

　□由于疼痛，根本无法入睡

8. 性生活

　□性生活完全正常，决不会导致疼痛加重

　□性生活完全正常，但会加重疼痛

　□性生活基本正常，但会很痛

　□由于疼痛，性生活严重受限

　□由于疼痛，基本没有性生活

　□由于疼痛，根本没有性生活

9. 社会活动

　□社会活动完全正常，不会因此疼痛加重

　□社会活动完全正常，但会加重疼痛

　□疼痛限制剧烈活动，如运动，但对其他社会活动无明显影响

　□疼痛限制正常的社会活动，不能参加某些经常性活动

　□疼痛限制参加社会活动，只能在家从事一些社会活动

　□由于疼痛，根本无法从事任何社会活动

10. 旅行（郊游）

　□能到任何地方去旅行，腰部或腿不会痛

　□能到任何地方去旅行，但疼痛会加重

　□由于疼痛，外出郊游不超过 2 小时

　□由于疼痛，外出郊游不超过 1 小时

　□由于疼痛，外出郊游不超过半小时

　□由于疼痛，除了到医院，根本无法外出

附录十四　简化 McGill 疼痛问卷（SF-MPQ）

姓名：_____　性别：_____　年龄：_____　临床诊断：_____

Ⅰ. 疼痛分级指数（PRI）						年　月　日	年　月　日	年　月　日
	疼痛性质	疼痛程度						
A	感觉项	无	轻	中	重			
1	跳痛	0	1	2	3			
2	刺痛	0	1	2	3			
3	刀割痛	0	1	2	3			
4	锐痛	0	1	2	3			
5	痉挛牵扯痛	0	1	2	3			
6	绞痛	0	1	2	3			
7	烧灼痛	0	1	2	3			
8	持续固定痛	0	1	2	3			
9	胀痛	0	1	2	3			
10	触痛	0	1	2	3			
11	撕裂痛	0	1	2	3			
感觉项总分								
B	情感	无	轻	中	重			
1	软弱无力	0	1	2	3			
2	厌烦	0	1	2	3			
3	害怕	0	1	2	3			
4	罪恶感、惩罚感	0	1	2	3			
情感项总分								
Ⅱ. 视觉模拟评分法（VAS）								
无痛（0分）————————————————极痛（10分）								
Ⅲ. 现时疼痛程度（PPI）								
0无痛　1轻度不适　2不适　3难受　4可怕的　5极痛苦								
检查者								

附录十五　麻木患者评定表

症状		
相关症状	1=酸□　2=胀□　3=肿□　4=痛□　5=灼热□　6=冰凉□　7=针刺□　8=蚁行感□　9=触电感□　10=厚重感□	
伴随症状	1=瘙痒□　2=震颤□　3=乏力□　4=皮色发暗□　5=恶寒□	
VAS 评分	0分□　1分□　2分□　3分□　4分□　5分□　6分□　7分□　8分□　9分□　10分□	
麻木程度	1=轻□	有麻木异常不适感，但能忍受，正常生活影响不大
	2=中□	麻木感明显，一定程度影响生活
	3=重□	麻木不适感强烈，正常生活严重受影响

麻木发作频率	1=轻☐	麻木症状偶尔发作，但能较快缓解或消失
	2=中☐	麻木症状经常发作，但能有间断，且能缓解
	3=重☐	麻木症状一直持续，不能缓解
麻木部位	1=单个肢体☐ 2=单侧肢体☐ 3=双上肢/双下肢☐ 4=四肢☐	
面色暗滞	0=无☐ 1=面色偏暗☐ 2=面色暗☐ 3=面色晦暗☐	
面色苍白	0=无☐ 1=淡白☐ 2=淡白无华☐ 3=苍白☐	
头晕	0=无☐ 1=阵发性发作☐ 2=整天昏沉感疲乏☐	
疲乏	0=无☐ 1=有☐	
睡眠障碍	0=无☐	睡眠时间>7 小时
	1=轻☐	睡眠时间 6～7 小时
	2=中☐	睡眠时间 5～6 小时
	3=重☐	睡眠时间<5 小时
其他系统不适	0=无☐	
	1=呼吸循环系统☐	如气短、胸闷、心慌心悸
	2=消化系统☐	如恶心、呕吐、胃痛、腹痛、腹胀、稀便
	3=泌尿生殖系统☐	尿频、排尿困难、生殖器不适感、异常阴道分泌物
	4=其他症状☐	肢体、腰背疼痛
西医诊断	1=椎间盘突出症☐ 2=糖尿病性周围神经病☐ 3=其他类型周围神经病☐ 4=中枢性感觉异常☐ 5=其他☐	

舌象

舌色	1=淡红☐ 2=淡白☐ 3=红☐ 4=绛☐ 5=淡暗☐ 6=紫暗☐ 7=暗红☐ 8=青☐	
舌形	0=正常☐ 2=胖☐ 3=瘦☐ 4=齿痕☐ 5=裂纹☐	
舌苔	苔色	1=白☐ 2=淡黄☐ 3=黄☐ 4=黄白相间☐ 5=灰☐ 6=黑☐
	部位	1=舌边☐ 2=舌尖☐ 3=舌中☐ 4=舌根☐ 5=全舌☐
	厚薄	1=无苔☐ 2=少苔☐ 3=薄☐ 4=稍厚☐ 5=厚☐
	腐腻	0=无☐ 1=黏腻☐ 2=滑腻☐ 3=垢腻☐ 4=燥腻☐ 5=腐☐
	剥脱	0=无☐ 1=花剥☐ 2=类剥☐ 3=地图舌☐ 4=镜面舌☐
瘀斑	0=无☐ 1=有☐	

脉象

1=浮☐ 2=洪☐ 3=濡☐ 4=散☐ 5 芤☐ 6=革☐ 7=沉☐ 8=浮☐ 9=牢☐ 10=弱☐ 11=虚☐ 12=微☐ 13=细☐ 14=代☐
15=短☐ 16=实☐ 17=滑☐ 18=紧☐ 19=弦☐ 20=长☐ 21=迟☐ 22=缓☐ 23=涩☐ 24=结☐ 25=数☐ 26=促☐ 27=动☐
28=惊☐

中医辨证：
1=风寒入络☐ 2=气血失荣☐ 3=气滞血瘀☐ 4=肝风内动☐ 5=风痰阻络☐ 6=湿热郁阻☐ 7=邪热阴伤☐

主要参考书目

李灿东，方朝义. 2021. 中医诊断学[M]. 5 版. 北京：中国中医药出版社.

李洪成，李新平，李新晔. 2013. 中医证候学[M]. 北京：中国医药科技出版社.

王和鸣，黄桂成. 2019. 中医骨伤科学[M]. 9 版. 北京：中国中医药出版社.

王玉龙，周菊芝. 2020. 康复评定技术[M]. 3 版. 北京：人民卫生出版社.

张玉梅，宋鲁平. 2019. 康复评定常用量表[M]. 2 版. 北京：科学技术文献出版社.

郑洪新，杨柱. 2021. 中医基础理论[M]. 5 版. 北京：中国中医药出版社.

全书 PPT 二维码